医療事務概論

― 病院で働く人のみちしるべ ―

小林 利彦 著
浜松医科大学医学部附属病院
医療福祉支援センター センター長

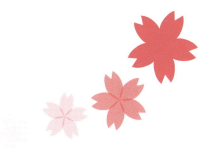

洋學社

はじめに

　現在，日本人の就職者に占める医療介護関係職の割合は10％を超えています。その中には，医師や歯科医師，看護師などのように，患者さんの治療やケア等に直接あたる医療専門職だけでなく，その種の業務をサポートする医療事務職員が含まれています。しかし，本書の中でも述べていますが，一般の事務職員は専門資格等を有していないことから，医療機関という特殊な職場環境に戸惑うことも少なくなく，自身のキャリアデザインが描きにくいとされています。そこで，本書では，病院やクリニックなどで事務職員として初めて働くことになった人や，これから働くことを考えている人たちを対象に，医療機関の仕組みや，そこで行われている具体的業務をわかりやすく解説することを目指しました。「道標（みちしるべ）」という副題は，皆さんが不慣れな場所（職場）でも道に迷わずスムーズに歩んでいけるように，「標識」を示しつつ導いてあげたいという私の想いを表しています。

　医療機関には，500～1,000床近い大規模病院から病床を全く持たない無床診療所（クリニック）まで存在し，組織形態や求められる機能などもさまざまです。また，同じ機能を担う医療機関でも，組織内の部門・部署等の名称が異なることは珍しくありません。本書では，なるべく一般的な呼び名で部門・部署等の名称を記しましたが，皆さんがこれから働こうとする医療機関において，それらの名称が異なっている際は柔軟に解釈してください。なお，本書では，500床規模の基幹病院を想定し，医療事務部門の組織体制や諸機能，ならびに具体的な業務等について解説しました。中小規模の病院やクリニックなどでは，一人の事務職員がいくつもの役職や業務を兼任することが珍しくありませんので，そのあたりもふまえた現実的解釈のもとご理解いただければ幸いです。

　本書の構成ですが，第1章に，医療事務に関連する全般的な組織体制（組織形態）について書きました。最初にここを読んでいただき，事務部門の全体像がつかめれば良いかと思います。医療機関に実際存在する部門・部署等の具体的業務は，第7章から第17章にまとめました。また，私の個人的な想いとして，第6章「教育と研修」と最終章（第20章）「病院事務職員として永く働くために」には熱いメッセージを添えました。いずれにせよ，全体を通して，医療機関（病院）で今後働くために必要な知識等は網羅したつもりです。さらに，各章の最後には，「コラム」として関連する話題をつけておきましたので，併せてご覧いただければ幸いです。

　さいごに，執筆者である私が「医師」だから言うわけではありませんが，医療機関

はじめに

は本当に素晴らしい職場だと思います。当初は慣れない環境のもと辛いことがあるかもしれませんが，永く働いて，日本の医療に是非とも貢献していただけることを願っています。

2018年4月　著者

目次

はじめに

第1章　医療機関における事務部門の組織形態 — 1
　　1　医療機関とは？ — 1
　　2　病院で働く「事務職員」の位置づけ — 2
　　3　職種によるヒエラルキー — 3
　　4　役職や職位で構成される「組織形態」 — 5
　　　　●コラム1　地域医療構想における「必要病床数」 — 7

第2章　病院の理念と基本方針，中長期計画 — 9
　　1　理念，ビジョン，戦略・戦術 — 9
　　2　「中長期計画」と「単年度計画」 — 10
　　　　●コラム2　「社会的共通資本」としての医療 — 12

第3章　病院の管理者・管理職と「意思決定」の仕組み — 13
　　1　病院の「管理者」と「管理職」 — 13
　　2　「意思決定」の重要性 — 13
　　3　指揮命令系統の組織図 — 15
　　4　「組合」と「過半数代表者会議」について — 16
　　　　●コラム3　リーダーシップ — 17

第4章　会議と委員会 — 19
　　1　会議と委員会の種類 — 19
　　2　病院内の代表的な会議と委員会の説明 — 20
　　3　議事録について — 23
　　　　●コラム4　「規程」と「規定」 — 23

第5章　事務職員に求められる資質と資格 — 25
　　1　資質と能力 — 25
　　2　医事課職員の業務 — 26
　　3　「病院職員」としての基本動作 — 27
　　　　●コラム5　人事異動 — 29

第6章　教育と研修 — 31
　　1　社会人としての教育・研修 — 31
　　2　病院内で実施される全職員向け研修 — 32
　　3　職員の能力評価と能力開発 — 34
　　　　●コラム6　モチベーションとインセンティブ — 38

i

目次

第7章　人事・労務管理・福利厚生　39
1　人事部門の役割　39
2　雇用形態と勤務形態　40
3　労働時間　41
4　「労働基準法」と雇用条件（労働条件）の関係　43
5　福利厚生　45
　●コラム7①　委託業務　46
　●コラム7②　賃金について　47

第8章　診療情報管理と個人情報保護　49
1　診療情報管理　49
2　文書管理　51
3　個人情報保護と医療情報システム　53
　●コラム8①　電子カルテの3原則　56
　●コラム8②　クリニカルパス　56

第9章　医事業務（1）外来対応　59
1　外来業務　59
2　総合受付（カウンター）　61
3　救急外来部門　62
　●コラム9　未収金について　64

第10章　医事業務（2）レセプト関連業務　65
1　保険診療の仕組み　65
2　診療報酬明細書（レセプト）の実際　67
3　DPC/PDPS制度　69
4　その他の医療関連制度　71
　●コラム10　介護保険制度　73

第11章　医事業務（3）施設基準と個別指導等　75
1　施設基準　75
2　指導と監査　77
3　診療録記載の重要性　78
　●コラム11　保険医療機関の指導・監査等の実施状況　80

第12章　医事業務（4）診療補助・医療秘書業務　81
1　事務職員による「診療補助」の意義　81
2　医師事務作業補助者　82
3　診療支援のためのロボット・AI活用と看護師が行う特定行為　85
　●コラム12　学会・研究会等への参加　86

第13章　地域連携室　89
1　地域連携室の役割と変遷　89

2	診療実績	90
3	広告と広報	93
	●コラム13　医療施設間の情報共有と情報伝送	95

第14章　各種相談業務　97
1　患者相談窓口　97
2　疾病関連の専門相談　98
3　「ご意見箱」と患者満足度調査　98
4　クレーマー対応と職員暴力対策　100
5　虐待対応　100
　●コラム14　就労支援　101

第15章　財務・経営管理　103
1　財務会計　103
2　管理会計　106
3　経営管理　108
　●コラム15　減価償却について　109

第16章　施設・設備　111
1　病院建設　111
2　施設・設備等の整備　112
3　医療機器のメンテナンス　113
4　清掃と感染性廃棄物の処理　114
　●コラム16　臨床工学技士　116

第17章　物品管理　117
1　物品購入　117
2　在庫物品　118
3　滅菌材料　120
4　費用の立替え　122
　●コラム17　SUD問題　122

第18章　病院安全と災害時対応　123
1　医療安全と保安管理　123
2　緊急時対応　124
3　消防訓練と災害訓練　125
　●コラム18　災害拠点病院とD-MAT　126

第19章　医療事故対応　127
1　医療事故・医療過誤への対応　127
2　病院賠償責任保険　129
3　医療事故調査制度　129
　●コラム19　死亡時画像診断（Autopsy imaging：Ai）　131

目次

第20章　病院事務職員として永く働くために　　133
　1　「病院」という特殊な職場環境　　133
　2　マネジメント（Management）　　134
　3　病院事務職員に役立つ学問とスキル　　135
　　●コラム20　人生100年時代の設計図を考える　　137

文　献　　139
索　引　　143

最後に

第1章 医療機関における事務部門の組織形態

1 医療機関とは？

　医療機関とは，「医療法」で定められた医療提供施設のことですが，実際には，病院や診療所，薬局，訪問看護ステーション，介護老人保健施設など，さまざまな形態のものが存在します。その中で比較的身近なものとして，病院と診療所（クリニック）があるかと思います。病院と診療所は，所有している「病床（入院ベッド）」の数で分けられ，20床以上の病床を有している施設を「病院」，19床以下のものを「診療所（クリニック）」と言います。また，診療所の中には，病床を全くもたない無床診療所が数多く存在します。

　厚生労働省による平成28年1月末の医療施設動態調査では，病院ならびに一般診療所，歯科診療所は全国に178,300施設あるとされ，その内訳は図1のようになっています（先に述べた薬局や訪問看護ステーション，介護老人保健施設などは含まれていません）。また，病院の「病床」には，「一般病床（892,956床）」，「精神病床（335,585床）」，「療養病床（328,901床）」，「結核病床（5,485床）」，「感染症病床（1,833床）」の5種類があり，平成28年1月現在，全国には総数として1,670,774床の病床があるとされています。なお，「施設数」や「一施設内の病床数」には，都道府県およ

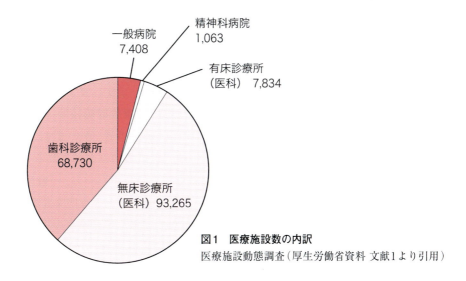

図1　医療施設数の内訳
医療施設動態調査（厚生労働省資料 文献1より引用）

1

び市町等における地域格差が著しく，団塊の世代が後期高齢者となる2025年に向けて，その必要数の妥当性が全国各地で議論されています（**コラム1**参照）。

　本書は，医療機関で働く事務職員向けの解説書として位置づけていますが，今回は，病床規模として500床前後の「基幹病院」を想定し，このあとの説明を進めたいと思います。なお，1施設内の病床数は経営母体（国立，都道府県立，市町村立，日赤，済生会，厚生会，医療法人など）によっても傾向が異なりますが，本邦では，民間立の中小規模の病院が多数を占めており，500床規模の病院は比較的まれな位置づけにあります（**図2**）。

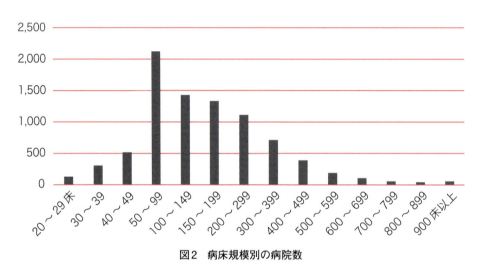

図2　病床規模別の病院数
医療施設動態調査による病床規模別病院数（厚生労働省資料 文献2より引用）

2 病院で働く「事務職員」の位置づけ

　病院内では数多くの医療関係職員が働いています。まずは，医師，歯科医師，薬剤師，看護師，管理栄養士，臨床検査技師，診療放射線技師，理学療法士，作業療法士，言語聴覚士，臨床工学技士などの「医療従事者」がいます。医療従事者の多くは「国家資格」を有しており，その大半は，資格者のみが名乗れる「名称独占」や資格者のみが遂行できる「業務独占」資格となっています。一方，一般事務職員の多くは「無資格者」であることが多く，従前，医療従事者が行う専門業務を単に支援・補助する立場であったように思われます。しかし，近年，事務職員の専門職種化・資格化が進み，診療情報管理士や医療情報技師，社会福祉士，医療クラーク（医師事務作業補助者）などのように，組織的には事務部門に属するものの，医療現場に直接参画する事務職

員も増えてきました。

　医療関係の事務職員に限ったことではありませんが，通常，会社等の職場で働くにあたり，労働者を雇用期間・雇用契約等で区別する「雇用形態」と勤務時間等で区別する「勤務形態」で捉える向きがあります。詳細に関しては第7章「人事・労務管理・福利厚生」で説明しますが，事務職員の場合，医療従事者とは異なり，「非正規職員」や「非常勤職員」の割合が比較的高い傾向にあります。本書の読者が，病院というやや特殊な環境の職場で働くことに戸惑いを覚え，なおかつ，雇用形態や勤務形態が「非正規職員」や「非常勤職員」などであると，ちょっとしたことで転職や離職を考えることがあるかもしれません。実際，正規の常勤職員であっても，都道府県立や市町村立の自治体病院では，中央部局からのローテーションで回ってきた事務職員が病院勤務を好きになれず，結果的に，医療従事者と打ち解けられないといった事例も散見します。しかし，病院は，地域において，一般住民の健康を守る極めて大事な「職場」です。是非とも，病院という職場の素晴らしさを理解して，医療従事者との協力のもと，地域における重要な社会資源を守ってほしいと思います。

3　職種によるヒエラルキー

　先に述べたように，病院内には数多くの職員が働いていますが，その指揮命令系統には，一般によく言われる「役職」によるヒエラルキー（階層性・階級制）だけでなく職種によるヒエラルキーが存在します。例えば，看護師等の医療従事者は，日常的な専門業務を「医師の指示のもと」行わなければなりません。その背景には，医師法第17条の「医師でなければ，医業をなしてはならない」という一文があります。実際，過去には，医師の指示がないまま看護師が「医業」や「医療行為」を行い，処罰された例もあります。病院内で看護師が採血や点滴をすることは当たり前のように思われますが，あれらの行為は，いずれも「医師の指示のもと」行われているのです。

　そういった背景もあり，病院内では「医師」が最も上位の職種として位置づけられがちです。実際，多くの病院で，病院長や副院長といった管理職の中心には医師が配置され，病院内で最も数が多い看護師の長（看護部長）や事務職員の長（事務長）は，医師を支える側に回るといった組織構造をよく見かけます。しかし，医師の多くは，経営の専門家でも看護・ケアの専門家でもありません。確かに，病院内には図3に示すような職種によるヒエラルキーが存在しますが，上位に位置する医師が他職種の意見を十分に聴き，専門職種の得意領域に関しては権限委譲していく対応がこれからの医療では求められます。また，図4に示すように，病院内では多くの職員（職種）がさまざまな部門・部署等で一緒に働いていますので，チーム医療が上手く機能しな

いと医療事故の発生にもつながりかねません。

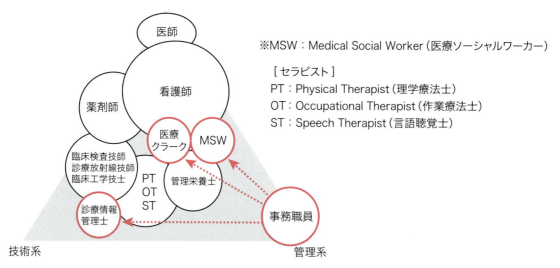

図3　職種によるヒエラルキー（文献3より一部改変引用）

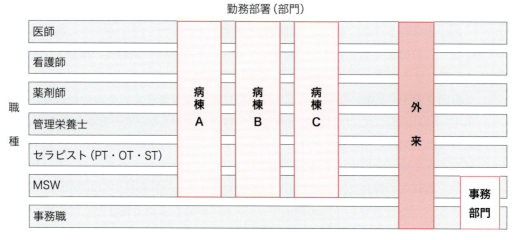

図4　職種と勤務部署（部門）の関係

4 役職や職位で構成される「組織形態」

　「役職」と「職位」は同意語として使用されることもありますが，一般的には，役職は「役職名」を，職位は「役職のランク」を指すことが多いように思われます。例えば，部長と支社長は「役職（名）」は違うけれど「職位」は同じといった具合です。通常，会社には役職（名）として，会長，社長，専務，取締役，常務，監査役，本部長（事業部長），部長，次長，課長，係長，主任，リーダーといった序列がありますが，医療従事者にもさまざまな役職がついています。医師であれば，部長，科長，医長，医員といった名称が，看護師であれば看護部長，看護副部長，看護師長という呼称がよく用いられます。病院事務職における部門・部署と役職（職位）との関係については，**図5**に一例を示しておきます。

　役職名と職位の位置関係を明示したものを「組織図」と言います。大きな病院や大学病院のように医療機関以外の組織体と合わさった施設では，全体の指揮命令系統を組織図の中で明確に示すことは案外困難ですが，自身が所属する部門・部署が組織図上のどこに位置し，上司が誰であるのか知っておくことは大切です。**図6**に看護部の組織図を一例としてあげましたが，縦の「ライン」が通常の指揮命令系統を示しており，直接の部下は持たないものの部門横断的に動く「スタッフ」が，委員会やプロジェクト，ワーキンググループなどを機能させていることがわかります。一般的に，部下との意思疎通を良好かつスピーディーに図るためには，一人の「長」のもとに横

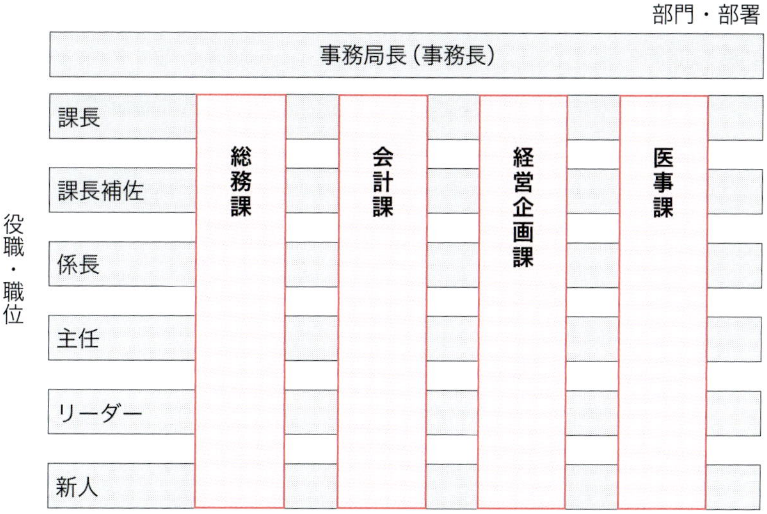

図5　病院事務職における部門・部署と役職（職位）の関係

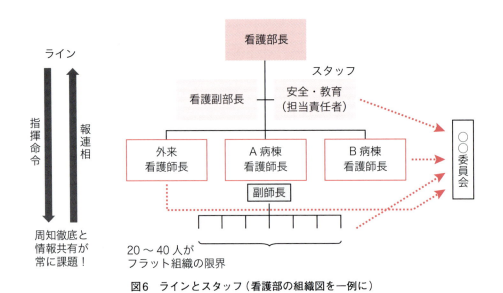

図6　ラインとスタッフ（看護部の組織図を一例に）

並びで部下を配置する「フラット組織」が良いとされますが，一人の人間が目の行き届く範囲は20〜40人とされています。従って，看護部のような大所帯では，ピラミッド型のヒエラルキー組織を構築せざるを得ないものと考えます。

　大きな会社や企業等の事務部門では，組織形態として「事業部制（製品カテゴリーや地域などで区分する方式）」を取っていることが少なくありませんが，通常の病院事務部門では，診療業務や施設の維持等に必要な機能ごとに，「課」や「係」，「室」などを設けて組織構築していることが多いように思われます。図7に病院事務部門の組織形態の一例を示しますが，比較的少ない人員で多くの業務をまかなおうとする結果，専門的な（特殊）業務については「外部委託」や「派遣職員」対応にすることもよくあります。しかし，「診療報酬請求」のように病院収益の根幹とも言える業務を外部に丸投げすると，そこで行われているプロセスが適正か否かの判断も困難になりがちです。実際，行政による個別指導や監査等の場で困ることも出てきますので，自前で行う業務と外部委託・派遣対応する業務の見極めは重要です。なお，図7で示す「〇〇課」や「〇〇係」には，「〇〇課長」や「〇〇係長」という役職の方が通常存在します。本書の読者も，病院事務職員として採用されると，いずれかの「課」や「係」，「室」などに配属されます。最初は役職などがついておらず，各部門・各部署での「主任」クラスの先輩に仕事を教えてもらうことになるのでしょうが，その主任の上には「係長」や「課長」などが存在します。ただし，病院によってこれらの役職名はさまざまであり，人員が少ない施設では「兼任」職などもあり得ます。また，逆に，人員が多い病院事

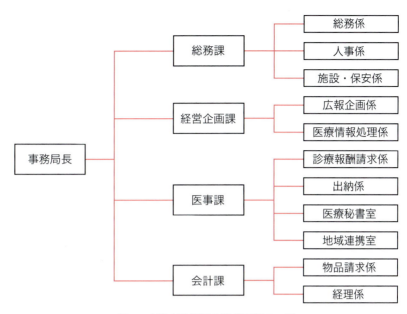

図7　病院事務部門の組織形態の一例

務部門では,「課長補佐」や「係長補佐」といった中間的な役職を設けているところもあります。先に述べたように, 役職名とは別に「職位」が定められていることもありますので, 自分の上司が誰であるのか, 自分が配属されている部門の「ライン」を正確に認識することは思いのほか重要です。

コラム1　地域医療構想における「必要病床数」

　　団塊の世代が後期高齢者となる2025年に向けて, 医療需要の増加に合わせ「病院の機能分化」が求められるとともに, 介護系施設や居住系施設などの適正配置が進められています。国(厚生労働省)は, 国立社会保障・人口問題研究所(社人研)による将来人口予測と2013年の患者受療率から, 2025年における「必要病床数」を推計しました。ここで言う「必要病床」は, 医療密度(診療濃度)の違いにより,「高度急性期」,「急性期」,「回復期」,「慢性期」の4種に分けられています。また, これらの病床に入院することを想定しない患者数も推計され, 新たに増える「在宅医療等」の需要数として提示されています。これら一連の将来予測的な医療提供体制の計画を「地域医療構想」と言います。

　　併せて, 全国の都道府県では, 2018年度初頭を目途に, 地域医療構想を盛り込んだ「保健医療計画」が作成されることになります。人口減少が進む地方都市では, 現状の病床数が適正であるか否かの判断や, 病棟単位での具体的な機能分化が求められており, 病院経営を担う各施設の管理者には大きな悩みとなっています。

第2章 病院の理念と基本方針，中長期計画

1 理念，ビジョン，戦略・戦術

　企業の世界では，理念・ビジョン・戦略・戦術といった言葉やミッション・バリューといった用語がよく飛び交います。人によってその定義や解釈は若干異なりますが，大まかな位置づけは**図8**のようなイメージかと思われます。

　「理念」は，企業で言えば，創業から事業の終焉まで一貫して流れる「創業精神」のようなものであり，その会社の「存在意義」とも言えます。また，組織として目指す「究極的な目的(目標)」とも考えられ，航海の際に方角を知る目印としての「北極星」のようなものと言えます。なお，理念を「存在理念」と「経営理念」，「行動理念」に分ける考え方などもあるようです。「ビジョン」は，企業が目指す，あるべき「社会」の姿と定義されることが多く，企業が「この先どのように在りたいか」を示す将来像とも言えます。理念とビジョンの違いがわかりにくいとの意見もありますが，理念は，世の中が変化しても「変わることのない創業精神」のようなものであり，ビジョンは，時代の流れに応じて「変更される可能性がある将来像」と考えれば良いように思います。そして，「戦略」はビジョンを実現するための「基本方針」という位置づけであり，「戦術」は各部門・各部署における具体的計画と捉えることができます。そのほか，

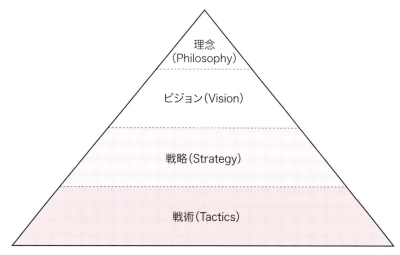

図8　理念・ビジョン・戦略・戦術

「ミッション」は，ビジョンを実現するために会社がどのように社会に貢献するか，どんな行動を起こすのか示したものであり，「バリュー」はその実現に向けて従業員や個人が持つべき価値観を指しています。

さて，上記のような概念を病院業界でどう捉えるか，どう考えるかが問題です。一般に，企業経営では「利益」の追求を優先しがちですが，医療機関の経営は「非営利」であることが原則であり，利益を生み出すことを良しとしない考え方が主流です。しかし，「社会的共通資本としての医療（コラム2）」を持続させるためにも，病院などの医療機関が「赤字」経営のもと破綻することは望ましくありません。従って，病院内の全職員が一定の共通認識のもと，進むべき方向性（ベクトル）を共有し協働していく姿勢が求められます。しかし，多くの医療従事者は，自部門の業務遂行には忠実であるものの，病院全体として目標に向かって進むという行動が思いのほか苦手です。そこで，改めて，地域における自院の存在意義や，地域住民から期待される役割等を明文化して共通認識することが大切になるわけです。

最近は，病院など医療機関のウェブサイトに，施設としての「理念」や「基本方針」などを明記することが一般化してきました。その掲載目的は，社会に向けた自院のアピールであり，自施設の職員へのメッセージでもあると考えられます。なお，先に述べたように，病院の「理念」はコロコロ変わるべきものではありませんが，「基本方針」は「ビジョン」に近い概念ですので，社会的変化に応じた見直し対応が随時望まれます。いずれにせよ，病院としての理念や基本方針等は，ウェブサイトやパンフレットなどに掲示・掲載するだけでなく，その施設で働く全職員に周知を図ることが大切です。中小規模の病院では，朝礼などの場で病院長が繰り返し言及している事例もありますが，大きな病院ではそのような対応が難しく，携帯用冊子への掲載や名札の裏側への明示などで対応していることが多いようです。

本書の読者も，ウェブサイトなどで，自分が関係する病院の「理念・基本方針」等を再確認し，その施設が目指している方向性や将来像などを知ることも重要だと考えます。

2 「中長期計画」と「単年度計画」

病院運営は理念やビジョン（基本方針）等に基づいて遂行されることが望ましく，各部門・各部署では，具体的な戦略や戦術などを一定の期間で計画・実践していくことが求められます。その際，経営的な収支バランスを意識した実行性の高い計画を立てることが重要ですが，その計画年度（計画期間）により，「単年度計画」あるいは「中長期計画」といった違いが生じます。

通常，経営収支は単年度の予算・決算で評価されることが多いですが，単年度では，購入できる物品等にも限界があり，ビジョンや基本方針などを実現するには期間が短すぎるものと考えます。そこで「中長期計画」が必要になるわけですが，その期間を3〜5年と定義するのか，10年前後と捉えるのかは難しいところです。確かに，ビジョンや基本方針等の実現には，10年前後の期間が必要なことも少なくありません。その一方で，病院幹部職の人員配置は，その間，固定されているとは限りません。特に，公的病院では，医師や事務職員の異動（ローテーション）が珍しくなく，中長期的に立てた「計画」が，実施段階では遂行不可能なものになることが起こりえます。また，病院収益に大きな影響を与える「診療報酬制度」は2年に1回改定されます。そのような背景もあって，「中長期計画」にはあまり具体的な項目を明記しないとする病院も存在します。

　しかし，単年度計画の実施において，いつも「その場しのぎ」の対応をしていると，病院のビジョン（基本方針）を達成することは困難となりがちです。そこで，まずは5年間ほどの中長期計画を策定し，年度ごとに達成度評価を行いながら計画修正していくのが現実的かと思われます（図9）。また，単年度の予算・決算処理プロセスにおいても，各月の収支結果を確認・評価するだけでなく，年度途中での計画修正にも柔軟に対処することが求められます。遠い将来を見据えた計画策定と，直近の分析ならびに評価結果をもとにした当初計画の見直しという対応が重要なのだと考えます。

第2章　病院の理念と基本方針，中長期計画

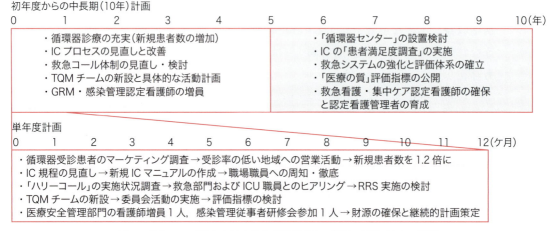

図9　理念および基本方針と「中長期計画」・「単年度計画」との関係

コラム2　「社会的共通資本」としての医療

　　日本を代表する経済学者の一人である宇沢弘文氏は，ゆたかな経済生活を営み，すぐれた文化を展開し，人間的に魅力ある社会を持続的，安定的に維持することを可能にするような自然環境や社会的装置を「社会的共通資本（Social Common Capital）」と定義しました。彼は，その具体的形態として，①自然環境（山，森林，川，海洋，水，土壌など），②社会的インフラストラクチャー（道路，鉄道，上・下水道，電力・ガスなど），③制度資本（教育，医療，金融，司法など）の3類型を提示しており，その中で，「医療」は，病気やけがによって正常な機能を果たすことができなくなった人々に対して医学的な知見に基づき診察・治療を行うもので，一人一人の市民が人間的尊厳を保ち，市民的自由を最大限に享受できるような安定した社会を維持するために「必要不可欠」なものであると位置づけています。

　　昨今，国家財政の厳しい状況を根拠に，社会保障費の抑制が常に叫ばれていますが，そのような対応に警鐘を鳴らす彼の主張には，耳を傾けるべき価値があると考えます。

第3章 病院の管理者・管理職と「意思決定」の仕組み

1 病院の「管理者」と「管理職」

病院には，医療法人や自治体等が管理する法人立の病院と，個人が経営する非法人立の病院があります。法人立病院の場合，医療法人であれば理事長，公立であれば病院開設者（地方公共団体ほか）または管理者（事業管理者など）が経営の責任を担い，病院長が「管理職」の代表として診療の責任者になることが通常です。一方，個人立の病院では，病院長が開設者（管理者）であるとともに，経営および診療の責任者も兼ねています。医療法第15条には，「病院又は診療所の管理者は，その病院又は診療所に勤務する医師，歯科医師，薬剤師その他の従業者を監督し，その業務遂行に欠けるところのないよう必要な注意をしなければならない」との記載がありますが，最終的な経営責任を問われるのが「管理者」であり，管理者のもと，病院運営面で職員の指揮にあたるのが「管理職」と定義すればわかりやすいでしょうか？

一般の会社や企業等であれば，管理職は，中間マネジメントとしての役割を担う課長以上の役職（部長，次長，課長）に与えられる名称ですが，会社によっては，係長以上を管理職と定義している場合もあります。いずれにせよ，組織の中において，一定の範囲（「部」または「課」）で，独自の判断や決裁が可能な役職を「管理職」と捉えれば良いかと思われます。一方，病院における「管理職」の定義は必ずしも明確でありませんが，通常は，病院長ならびに看護部長，事務（局）長という3職種の代表者（責任者）を指すことが多いようです。なお，病院によっては，副院長（病院長補佐）や副看護部長，事務次長なども含め，日常業務の中で最終的な意思決定を行っているメンバーを「管理職」と定義している施設もあります。

2 「意思決定」の重要性

病院を一つの会社と考えると，500床規模の病院でも，常勤または非常勤での採用職員のほか，さまざまな職域や領域で1,500〜2,000人ほどの雇用を抱えていると思われます。実際，地域の基幹病院では，年間収益が100〜150億円にもなりますので，病院運営での日々の「意思決定」は極めて重要なものとなります。

第10章（医事業務[2]レセプト関連業務）で詳細は説明しますが，病院収益の多く

は入院と外来での診療報酬請求額に委ねられており，自院で勝手に個々の医療費等を決めることはできません。従って，病院経営的には，なるべく単価の高い診療行為を数多く実践するのが効率的なのですが，診療を実際に行う中心的職種は医師であり，それをサポートする看護師や薬剤師，管理栄養士ほかの量的・質的確保がないと成り立ちません。しかし，都会の基幹病院や大学病院などは別にして，地域（地方）の病院では，医師や看護師等の確保が容易でありません。また，診療科に関しても，消化器内科の医師はいるものの，循環器内科の医師が不在で循環器疾患は診られないといった施設もよく見かけます。さらに，近年は，初期臨床研修医（医学部を卒業して2年目までの医師）を確保することが困難なだけでなく，医学部卒業後3～5年目の医師に関しても，キャリアパスとしての「新専門医制度」の問題もあり継続的に雇用することが困難な状況となっています。すなわち，病院運営において，管理者による日々の意思決定は極めて重要であるものの，事務職員の判断や対応のみで実践できることは極めて限られていると言えます。

　一般に，企業や団体の成長を支える「ヒト」，「モノ」，「カネ」，「情報」といった無形資産を「経営資源」と称しますが，病院運営においては，限られた医療資源のもと国が定める保険診療ルールの中で，いかに病院収益を確保して組織を成長かつ維持できるかが問われます。その種の判断＝「意思決定」を行うのが，先に述べた管理職の職員ということになります。管理職の長は通常「病院長」ですが，病院長は管理者とも相談しつつ，日々の病院運営で意思決定の最終責任を負わなければなりません。医療法人の理事や自治体病院の開設者・管理者が医師でないことはよくありますが，医療法人の理事長や自治体病院の院長などは通常医師であり，適正な職業倫理観を求められるとともに，病院運営での舵取りを行わなければならないという状況が病院業界の特殊事情かと思われます。

　とはいえ，医師は医学部教育の中で，会計学や経営戦略等を含む「経営学」を学んできていません。また，通常，病院長になる直前まで，臨床医として第一線で働いていた医師がほとんどです。保険診療に関する詳細な知識もなく，病院内の人事管理等の仕組みもわからず病院長になった医師にとって，参謀役として事務局長等のサポートは是非とも欲しいところです。しかし自治体病院などでは，事務局長も他部署（例えば「消防署」など）から異動してくることが多々あります。結果的に，多くの公的病院では，病院長一人あるいは事務局長一人に大きな負担を負わせることなく，複数の管理職職員による合議・合意のもと最終的な意思決定を行っているのが現状です。

3 指揮命令系統の組織図

次章(第4章[会議と委員会])で会議と委員会については説明しますが,病院内に存在する合議体の中にも,いわゆる職位のような「上意下達(じょういかたつ)」の構造が通常存在します。各部門・各部署からの意見等がどこで議論され,その上位の合議体にはどんなものがあり,病院として最終的な意思決定がどこでなされるのか,病院の職員は理解しておくことが重要です。時には,多くの職員の意に反しないこともトップダウンで命令として伝えられることがありますが,組織の一員として,その指示に基本的には従うことが必要となります。なお,その種の指揮命令系統を示した組織図は,通常の職位や役職等を明示した組織図とはやや異なったものとなりがちです。図10にその一例を示します。

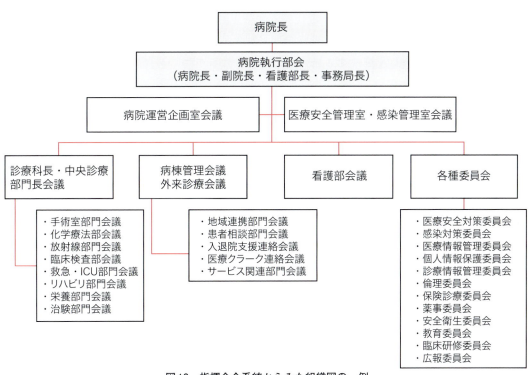

図10　指揮命令系統からみた組織図の一例

4 「組合」と「過半数代表者会議」について

　病院で働くということは，一定の雇用条件（労働条件）のもと，一組織に所属して業務を遂行することで対価（賃金）をもらう労働者になることを意味します。これまで述べてきたように，職位等に基づき指揮命令系統に従うことは確かに大事ですが，一労働者として最低限の権利は守られるべきです。通常，労働条件は，「労働基準法」のもと労働者と使用者が締結する「労働契約」によって定められ，使用者が作成する「就業規則」などで規定されます。その一方で，労働者が主体となり，労働条件等の改善や経済的地位の向上を目指して組織化（組合化）を図ることも許されています。

　一般に，大企業や自治体病院などでは，企業内組合が存在することも少なくありませんが，比較的中小規模の医療機関では，職員の代表者が使用者と交渉する機会が十分確保されていない感があります。しかし，そのような場合でも，労働者の過半数からなる「労働組合」や「過半数代表者会議」という組織体が通常用意されているはずです。確かに，病院上層部（管理職層）の意思決定に従うことが原則ではありますが，被雇用者の意見を反映する場があることも知っておくと良いでしょう。

＊「労働基準法」等については，第7章（人事・労務管理・福利厚生）で詳説します。

コラム3　リーダーシップ

　医療機関に限らず大きな組織体では，管理者を含む組織上層部のリーダーシップが適切に発揮されていることが望まれます。一昔前までは，リーダーシップと聞くと，カリスマ社長が多くの部下を強力に導き，与えられたミッションを達成していくというイメージがあったかと思われます。この種の「トップダウン型（支配型）リーダーシップ」は，緊急時や災害時などでは現在も有効に機能すると考えます。しかし，業務の遂行に時間的な余裕が比較的あり，専門多職種が入り混じって働く病院のような複雑系組織では，専門職種にある程度の権限移譲を行い，リーダーは全体を支えていくというスタイル（サーバント・リーダーシップ）の方が有効に機能すると考えられています。

　サーバント・リーダーシップを上手く動かすためには，まずはリーダーが，チーム医療が適切に機能するための「骨組み」を構築しなければいけません。組織の中で「率直に意見が言える」環境を作り，失敗を恐れず「試みる」ことと，日々「省察」する組織サイクルを作り上げていくことが大切です。すなわち，「学習する組織化」を目指していくことが必要になります。専門職種が多数入り混じり，職種によるヒエラルキーが形成されやすい医療界では，当初，医師が中心となりミッションの共有を図るとともに，トップダウンの「慣れ」からの脱却や，専門性が尊重される「心理的に安全な場」の確保が重要です。その結果，課題領域において最も専門性が高い職種・職員への権限移譲が可能となり，より良好かつ的確なチーム医療の構築へとつながります。

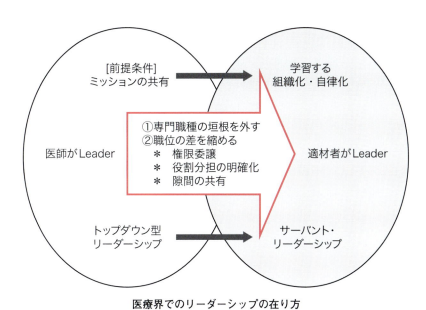

医療界でのリーダーシップの在り方
（小林利彦：病院の「チーム医療」の本質．病院74（2）：110，2015より一部改変引用）

第4章 会議と委員会

1 会議と委員会の種類

　第3章の図10（指揮命令系統からみた組織図の一例）で示したように，通常，委員会の多くは会議の下に位置づけられ，意思決定組織としての権限は比較的弱いものとされています。しかし，その医療機関にとって極めて重要な課題を議論することから，構成メンバーとして多くの管理職が介入し，開催頻度が定期的かつ頻回な委員会も存在します。さらに，緊急事案に対しては，院内規程等で委員会の設置を定めることなく，ワーキング・グループ形式で関係者を招集し課題解決を図ることもあり，必ずしも委員会などの位置づけが会議の下にあるということではありません。

　病院内に設置されている会議や委員会等には，通常，名称や設置目的，構成メンバー，開催頻度，活動内容，所管部門などが記載された院内規程（院内文書）が存在します。その理由として，医療機関の職員には人事異動が多々あることが関係しているように思われます。実際，医療機関では新しい委員会等が比較的安易に設置されますが，時間が経過してふと気がつくと，何のための委員会であったのか当時の関係者も不在となり，よくわからないまま委員会だけが残っていることがありえます。文書としてその位置づけが明確に記録されていれば，継続的に利活用できる委員会か廃止すべき委員会なのか判断することも可能です。

　会議や委員会等には，各種法令で設置が義務づけられているものと，病院内の日常診療の中で必要性があって設置されたものとがあります。なお，設置根拠となる「法令」としては，医療法や健康保険法（診療報酬請求における施設基準等），労働安全衛生法などが関係します（表1）。実際，法令により設置が義務づけられている会議や委員会に対しては，行政を含む外部からの監査等が時にありますので，各種通達文書の内容（構成メンバーや開催頻度など）を正確に理解して遵守することが求められます。例えば，「医療安全管理委員会（通称）」の設置義務は，医療法施行規則第一条の十一第1項第二号に「医療に係る安全管理のための委員会を設置し‥‥（以下，略）」と明記されています。併せて，その施行通知文には「次に掲げる基準を満たす必要があること」として，「ア：安全管理委員会の管理及び運営に関する規程が定められていること。イ：重要な検討内容について，患者への対応状況を含め管理者へ報告すること。ウ：重大な問題が発生した場合は，速やかに発生の原因を分析し，改善策の立

表1　法令等で設置が義務づけられている代表的な委員会

名　称	設置根拠となる法令等
医療安全管理委員会	医療法施行規則第一条の十一第一項 診療報酬請求（「入院基本料等」の施設基準）
感染対策委員会	医療法施行規則第一条の十一第二項第一号 診療報酬請求（「入院基本料等」の施設基準）
安全衛生委員会	労働安全衛生法第十七条・第十八条
治験審査委員会	医薬品の臨床試験の実施の基準に関する省令第四章第一節
医療ガス安全管理委員会	厚生省健康政策局長通知「診療の用に供するガスの設備の保安管理について」
輸血療法委員会	診療報酬請求（「輸血管理料」の施設基準）
臨床検査精度管理委員会	診療報酬請求（「検体管理加算」の施設基準）
研修委員会	診療報酬請求（「臨床研修病院入院診療加算」の施設基準）

（施設において名称等は違っていてもよい）

案及び実施並びに職員への周知を図ること。エ：安全管理委員会で立案された改善策の実施状況を必要に応じて調査し，見直しを行うこと。オ：安全管理委員会は月1回程度開催するとともに，重大な問題が発生した場合は適宜開催すること。カ：各部門の安全管理のための責任者等で構成されること」といった詳細な記載がなされています。医療法は，その施設を医療機関として認める条件を規定する法律でもありますので，病院としてその遵守は絶対的とも言えます。

2 病院内の代表的な会議と委員会の説明

　病院内の代表的な会議と委員会について簡単に説明します。なお，会の名称は，施設によって若干異なっているかと思われます。

「執行部会議」や「病院運営会議」

　病院の上層部（管理職層）が集まり，重要事項等の最終判断を行う場として位置づけられています。病院の規模によっては，各職種の代表者が全て参加する会議形態もあります。

「医療安全管理委員会」

　病院は安全であることが一番大事なのですが，実際には，誤認（患者・部位・検体など）や転倒・転落，情報漏洩など，さまざまなアクシデント（インシデント）が起こる場でもあります。職員に対する教育や患者・家族等への指導なども必要ですが，病院内で発生した種々の問題事例を分析ならびに検討し，同様なアクシデントが起こらないように対策を練ることも重要であり，そのための委員会として位置づけられています。病院によっては，医療安全管理に関して専門的な研修を受けた医療職（医師・看護師・薬剤師など）からなる「医療安全管理室」を有している施設もあります。後述する「感染対策委員会」とともに，医療機関において最も重要な委員会の一つです。

「感染対策委員会」

　病院は，感染を有する患者さんが少なからず来院することや，採血や外科的処置等の診療行為を通じて肝炎やエイズなどのウイルス伝搬が起こりうることから，感染性リスクが比較的高い場所となっています。マスコミ等でも時に取り上げられますが，免疫力の低い入院患者さんにインフルエンザなどが伝搬すると社会問題になりかねません。そのため，院内で感染対策活動を担う専門チーム（医師・看護師・薬剤師・臨床検査技師など）が中心となり，病院内の各部署を定期的にラウンドするとともに，関係職種と議論を行い対応策等を検討する場が「感染対策委員会」です。「医療安全管理委員会」とともに，院内の重要な委員会として位置づけられ，通常，病院長，副院長，看護部長，事務長などの管理職がメンバーとして参加しているはずです。

「診療情報管理委員会」

　多くの病院が電子カルテとなり，紙カルテ時代に比べると「読みにくいカルテ」は少なくなりましたが，カルテ記載に関しては，記載手順とともに略語使用のルールなども院内で定められているべきです。また，患者さんの退院時には，診療内容の要約（退院時サマリー）が速やかに記載されていることが望まれますが，その種の点検作業を行う事務職員も院内には必要です。本委員会では，医師が記載する狭義の「診療録」だけでなく，あらゆる職種が記載する診療記録（診療情報）等の管理に関する議論を行います。近年は，患者・家族等からの要望があれば，診療情報の開示は「相当の理由がない限り」断れませんので，診療記録（診療情報）等の開示判断を行う場となっていることもあります。なお，診療情報管理に関しては「診療情報管理士」という専門資格が存在し，同資格を有する事務職員がこの委員会を所管していることも多いかと思われます。

「個人情報保護委員会」

病院内には「個人情報」が満ちあふれていますが，その適切な管理や保護等に関して議論ならびに検討する委員会として位置づけられています。平成29年5月に「個人情報保護法」が改定され，医療機関における個人情報は「要配慮個人情報」としてより厳格な管理が求められるようになりましたが，情報漏洩などが起こらないように，さまざまな規定や対応策等を策定・検討する場となっています。

「薬事委員会」

新規医薬品の採用適否や採用医薬品の品目削減などに関して，議論ならびに検討する場としての委員会です。医薬品の採用判断は，病院経営面で費用負担に直結することもあり，ややもすると価格重視の議論となりがちですが，医療の質管理という視点での適正な判断も重要であることから，薬剤師や感染対策委員会のメンバーなど，専門的知識を有する職員が委員として含まれていることが望まれます。

「倫理委員会」

医療の世界では，診療現場や臨床研究等の場面で倫理的判断が必要とされることが少なくなく，その議論の場として「倫理委員会」が存在します。病院によっては，臨床倫理委員会や臨床研究倫理委員会，治験管理委員会などに分かれていることもありますが，本委員会には，第三者的判断が可能なメンバーを参画させておくことも重要です。

「安全衛生委員会」

職員の危険および健康障害を防止するための施策等に関して議論する場（委員会）です。法的に設置が義務づけられている委員会の一つでもあり，産業医などの参画が必要となっています。

その他の会議ならびに委員会

病院内の部門・部署等に関連した会議や委員会として，診療科長会議，看護師長会議，外来診療部会議，病棟管理委員会，手術室運営会議，救急部・ICU部門委員会などがあります。また，議論される内容がある程度明確な委員会として，保険診療委員会，クリニカルパス委員会，サービス改善委員会などが設置されていることもあります。

病院によっては，知らないうちに驚くべき数の会議や委員会等が設置されていることもありますので，実際に機能しているか否か検証することは思いのほか重要です。

実際，会議や委員会等を勤務時間外に開催すれば，残業時間の増加にもつながりますので，必要な委員会を選択し短時間で終えるような工夫も最近は求められています。

3 議事録について

　会議や委員会等は，単に開催し各委員が議論したという事実報告だけでは済みません。議論内容によっては，そこでの判断や結論を委員として参加していない職員等に通知・周知する必要性が出てきます。従って，会議や委員会等での検討内容を文書（議事録）として残しておくことが重要となります。

　議事録に関しては，会の中での発言をそのまま記録するスタイルもありますが，通常は，適度な文書量での要約記載が行われます。そのため，担当者には，議事内容を要領よくまとめるスキルが求められますが，それにはある程度の訓練が必要となります。また，会議や委員会等には，一連の事務作業等を担う部署としての「所管」が通常定められます。所管部署は，会の開催案内や出欠確認などを行うとともに，議事録を稟議書（りんぎしょ）やメール添付などで確認してもらい，最終的に院内文書として保管管理するところまで求められます。

　＊稟議書に関しては，第8章（診療情報管理と個人情報保護）の「文書管理」で詳説します。

コラム4　「規程」と「規定」

　医療機関に限らず社会人（会社員）として勤めだすと，会議や委員会等での「文書」管理において，「規程」と「規定」が混同され，その使い分けがよくわからなくなります。

　調べてみると色々な説明文が見つかりますが，端的に言えば，規程は「一連の決まりをまとめたもの」，規定は「個々の決まり」というニュアンスかと思われます。要するに，たくさんの規定を集めたものを規程と考えれば良いようです。一例をあげれば，「給与規程」の中に時間外の「賃金規定」が含まれているといった具合です。そのほか，「規程」は名詞的に使われ，「規定」は動詞的に使われるという傾向もあります。例えば，「○○規程を定める」あるいは「○○で規定しているとおり」といった使い方です。

　私自身もよく混同しますが，「既定」の「規程」を新たに「規定」する・・・この違いがわかれば良いかと思われます。

第5章 事務職員に求められる資質と資格

1 資質と能力

　医療機関で事務職員として働くにあたり，特別な資質や能力が必要だとは思いません。実際，社会人として求められることに関しては，一般企業に勤める場合と何ら変わりありません。しかし，入職後の知識習得意欲や思考力などの違いによって，その後の成長に大きな差が出てくるものと考えます。

　図11に，文部科学省が教育課程において「育成すべき資質・能力の3本柱」と考えている要素を，社会人として成長する上で必要なものとして置き換えてみました。この中で，どれが先天的なもので，どれが入職後に習得または育成すべき資質・能力なのか結論づけることはできませんが，やはり「態度」が一番重要ではないかと考えます。病院内には，これまで述べてきたように国家資格等を有した専門職が数多く勤務しています。その中で，職種間のヒエラルキーはある程度避けられない面がありますし，同じ事務職員の中でも，役職・職位による上下関係は存在します。社会人（新人）として入職した時点で，コミュニケーション能力に代表される他者との「協調性（態度）」は最も重要な資質として評価されます。その一方で，「知識」に関しては，社会人としての一般教養があれば十分です（「一般教養」の定義が不明確ではあります

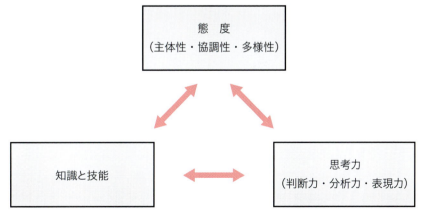

図11　社会人に必要な3つの資質・能力

が）。その上で，「態度」と「知識と技能」を相乗化させる要素として「思考力」が関係するものと考えます。同じ知識や情報を持っていても，それを分析または検討し活用する力があるかないかによって，他者に対する態度も変わり，周りからの評価も違ってきます。なお，ここにあげた3つの資質・能力は，個々のボリュームだけでなくそのバランスも重要であり，大きな偏りがあるとより高いポジションへの成長は困難を極めます。

医療機関の事務職員に求められる知識や技能等に関して，配属される職場により必要なものは若干異なってきますが，全ての業務で共通する事項も少なくありません。川崎医療福祉大学の喜田ら[4]は，文献的考察の中で，医療機関の事務職員に求められる知識と技能を，水平的分業から「医事（窓口・診療報酬請求）業務」，「医事（診療情報管理）業務」，「医事（医師事務作業補助）業務」，「企画業務」，「購買業務」，「経理業務」，「人事業務」の7種に分け，垂直的分担を第一ステップ（一人前のスタッフに至るまで），第2ステップ（部門のチームリーダー[係長]になるまで），第3ステップ（部門の管理職[課長]になるまで）の3段に分けた計21個の枠組みで整理しています。実際，病院内には，上記7業務以外にも「施設管理業務」や「地域連携室業務」などがありますが，病院という職場の特性として，部門業務の専門性や特殊性が高いことがあげられます。そのような状況下，どの部署においても，第1ステップでは社会人基礎力（一般教養），コミュニケーション能力，コンピュータ・リテラシー，基本的な医学・医療知識，そして倫理観などが必要になるものと考えます。当然，係長や課長などに昇進する際には，チームマネジメントや統計処理能力などが期待され，経営学でいう「意思決定能力」なども求められます。

いずれにせよ，図11が，社会人として成長する上で必要な3要素であることは間違いありません。

2 医事課職員の業務

病院において「医事課」という職場（部署）は，よく言えば「花形」であり，悪く言えば「何でも屋（雑用係）」と揶揄（やゆ）されます。

医療機関にとって最も大きな収入源は「診療報酬」です。詳細は後述しますが，病院内で行われた医療行為等を迅速かつ正確に保険点数化し，患者さんから窓口負担金を徴収するとともに，月単位で診療報酬明細書（レセプト）を確実に作成し保険者からの支払いを受ける一連の流れが基本となります。このプロセスがスムーズに進まないと，職員の給与も支払うことができないという現実的な問題が生じます。その一方で，保険請求業務があまりにも複雑であることから，担当者には，極めて専門的な知

識やスキル等が求められます。実際，医療保険制度の知識とともに，医師法，医療法，保険医療機関及び保険医療養担当規則などの理解が必要となります。併せて，2年ごとの「診療報酬改定」の動向にも注目していかなければなりません。得てして，公立病院や公的病院では3〜4年単位で人事異動が行われるため，当該業務を安易に外部委託してしまう傾向があります。しかし，病院経営を左右する重要部門であることを考えると，診療報酬請求業務に関して，一定の知識を有する常勤職員を確保しておくことも重要かと思われます。

　医事課が担当する業務の中には，受付対応や外来窓口業務なども含まれます。実際，初めて来院する患者さんにとって，窓口での応対状況は，病院への「第一印象（評価）」を決定づける重要な因子となります。好印象をもってもらうための特別なへりくだった対応は不要ですが，丁寧かつ親切に接遇することが重要です。ちょっとしたことで患者さんに不信感を抱かれると，小さなことがクレーム対応にもつながりかねません。基幹病院などでは，外来患者数が多いこともあり，この種の業務も外部委託することが少なくありませんが，職員教育，特に接遇教育が極めて大事な部署の一つと考えます。

　そのほか，医事課の業務として診療情報管理や診療補助・医療秘書業務などがありますが，詳細については，第8章（診療情報管理と個人情報保護）から第12章（医事業務[4]診療補助・医療秘書業務）までを一読してください。なお，**表2**に，医事課職員が持っていると役に立つと思われる資格（試験）等を提示しておきます。

3　「病院職員」としての基本動作

　総務省による職業分類では，医療は「サービス業」とされています。そのような背景もあり，患者さんを「患者さま」と呼ぶことを原則にする病院もありますが，最も重要なことは，「〇〇さま」に続く患者個人への気配りだと思います。病院のルールとして仕方なく「患者さま」と呼んでいることが感じられれば，相手方に気持ち良い思いはさせないものと考えます。そういった意味では，職場における普段の基本動作が極めて重要になります。

　「身だしなみ」に関しては，清潔第一であることが望まれます。清潔感ある髪型に始まり，化粧，ひげ，爪の手入れに留意するとともに，服装への配慮なども必要です。多くの病院では，事務職員以外の専門職には，白衣を含む制服の着用がルール化されているかと思われます。その反面，事務職員には制服がないことも少なくありませんので，「名札」等をしっかり着用し，病院職員であることを明示するとともに，患者さんから気軽に声をかけられる雰囲気を醸し出すことが重要です。なお，「挨拶」

第5章　事務職員に求められる資質と資格

表2　医事課職員が持っていると役に立つと思われる資格（試験）等

主たる分野	資格・試験名	実施団体等
医療事務系	診療報酬請求事務能力認定試験	（財）日本医療保険事務協会
	医療事務技能審査試験（メディカルクラーク）	（財）日本医療教育財団
	医療情報実務能力検定試験	NPO法人 医療福祉情報実務能力協会
	医療保険請求事務者	全国医療関連技能審査機構
	医療事務管理士技能認定試験	技能認定振興協会
	医事管理士認定試験	（財）日本病院管理教育協会
	医療保険士	医療保険学院
	保険請求事務技能検定試験	日本医療事務協会
	医事コンピュータ技能検定試験	医療秘書教育全国協議会
	医事オペレーター技能認定試験	財団法人日本医療教育財団
	医事情報システムオペレーター	全国医療関連技術審査機構
診療録管理系	診療情報管理技能認定試験	（財）日本医療教育財団
	診療情報管理士認定試験	（社）日本病院会
	病歴記録管理士(初級)認定試験	（財）日本病院管理教育協会東京本部
医療秘書系	医療秘書技能検定試験	医療秘書教育全国協議会／（財）日本医療教育財団
	医療管理秘書士	財団法人日本病院管理教育協会／大学・短期大学医療教育協会
	医療秘書情報実務能力検定試験	NPO法人 医療福祉情報実務能力協会
	日本医師会医療秘書認定試験	（社）日本医師会
その他	医療情報技師	日本医療情報学会
	社会福祉士	国家試験
	精神保健福祉士	国家試験
	医療福祉連携士	日本医療マネジメント学会
	医療メディエータ	日本医療メディエータ協会
	パソコン関連の各種資格	
	英語検定等	

　　は組織人にとって大事なマナーの一つです。知っているから挨拶をするということではなく，病院内ですれ違う人たちに積極的に挨拶することが，自分自身の存在感のアピールにもつながることを認識すべきです。特に，新人のうちは，いつでも，どこでも，誰に対してもという姿勢で挨拶をすることが，病院内でのコミュニケーション強化につながるものと思ってください。

　「言葉づかい」ですが，「へりくだった」対応は特段不要であり，ごくごく丁寧に話

をすれば良いだけです。学生時代に「ため口」や「流行語」ばかり話していた方は，言葉を選び，ゆっくり話すことが必要かも知れません。また，患者さんに対する見下したような言葉や態度などは，不快な思いをさせることにつながります。病院職員として一方的にしゃべるのではなく，傾聴する気持ちで会話を行うことも大切です。「接遇」に関しては，病院職員向けに外部講師を招き研修会などを行う施設もありますが，それ以前に，病院内では「弱者」にある患者さんの立場を考えた行動を取ることで，多くの場合は失礼のない態度が示せるものと考えます。

　上述したような職場での基本動作は，電話での応対や職場での同僚との間でも必要となります。職場の上司や同僚らは，皆さん（新人）の姿や態度などを何気なく見ています。どのような職場であれ，永く働いていく際に最も重要なことは人間関係だと思われます。少なくとも仕事場では，基本動作に注意することが求められます。その反面，仕事のあとの飲食の場などでは，ついつい羽目を外したくなりますが，新人のうちは，やや控えめな態度（対応）の方が評価を上げるかもしれません。

コラム5　人事異動

　公立病院や公的病院では，事務職員の「人事異動」が当たり前のように行われます。その背景には，一部門で役職（職位）を上げていくより，さまざまな部門の業務を経験させたほうが，将来的に管理職になった際に役立つという発想があるように考えます。実際，病院の事務（局）長になった時に，診療報酬請求業務はよく知っているが，会計や経理は全く業務経験がないのも困るだろうという考え方です。しかし，診療報酬請求業務のように，慣れるのに1〜2年かかり，5〜10年でやっとベテランになれる専門性の高い部署業務もありますので，ある程度の専任職員配置（プロパー化）は必要だと考えます。実際，その種の業務を全て外部委託化することの弊害は少なくありません。

第6章 教育と研修

1 社会人としての教育・研修

　先の章でも述べたように，医療機関で働く際に特別な資質や能力は必要ないと考えます。高校卒業者でも専門学校卒業者でも，病院事務職員として勤務することは十分可能です。また，大学の卒業学部が文系でも理系でも，一般教養をある程度身につけていれば病院の事務職員として働けます。ただし，専門学校等において医事関係の資格等を習得していれば，入職後，気持ち的に余裕がもてるかもしれません。

　病院という組織に限らず，入職後の教育は，通常OJT（On-the-Job Training）とOff-JT（Off the Job Training）に分けられます（**表3**）。OJTとは，職場の上司や先輩が部下や後輩に対して具体的な仕事を与え，その仕事を通じて必要な知識や技術，技能，態度などを意図的・計画的・継続的に指導し習得させることで，全体的な業務処理能力や力量を育成する活動です。ある意味，日常業務の中での「体験学習」とも言えます。一方，職場を離れての訓練（教育）をOff-JTと表現しますが，これには

表3　OJTとOff-JT

		目　的	方　法	効果と評価
OJT		・実際の業務を通した「体験学習」 ・現場における即戦力への期待	・優しい仕事からより難しい仕事へ ・勤務時間内に教育が可能 ・費用負担は少ない ・指導者の時間が奪われる？ ・学習者は受動的となりやすい	・目の前の業務対応能力で評価可能（職務拡大・職務充実につながる）
Off-JT	病院・上司からの指示	・現場の業務遂行に必要な研修 ・病院あるいは上司からの推奨（学習者側の取捨選択は困難）	・院内外での研修やセミナーへの参画 ・費用は病院が負担 ・指導者は外部講師が中心 ・ワークショップ形式なども可能 ・職場外での気分転換？	・報告書等での理解度チェック ・目の前の業務対応能力に好影響？
	自己啓発	・必ずしも現場の業務遂行能力に反映されない ・自主的参加（取捨選択が可能） ・自己学習	・院外での研修やセミナーほか ・費用は自己負担 ・研修の形式はさまざま	・目の前の業務対応能力に即効性はない？ ・自分自身のキャリアデザインを策定する上で有効（組織としてのスキルアップより個人の能力開発につながりやすい？）

色々なものが含まれてくると思います。例えば，Off-JTの代表に「研修」がありますが，病院あるいは上司から教育の一環として勧められる（あるいは強制される）研修と，自己啓発（自己学習）のため自主的に参加する研修会やセミナーなどが存在します。前者であれば，病院による職員研修の一環として経費等も負担してくれるでしょうが，後者であれば，自己負担となる可能性が高いものと考えます。なお，病院内で行われる研修については，勤務時間内で行われるものや勤務時間外でも残業手当等がつくものがあります。

OJTでもOff-JTでも，その教育効果が常に期待されるところですが，その評価は容易でありません。OJTの場合，目の前の新人が業務（仕事）を覚えていく過程を観察することはある程度可能ですが，仕事を覚えるのが早い新人と遅い新人の総合的・最終的評価は逆転することが多々あります。第5章（事務職員に求められる資質と資格）で述べたように，社会人に必要な資質と能力は，「態度」，「知識と技術」，「思考力」の3つです。OJTは，どちらかというと，「知識と技術」に偏重しやすい傾向がありますので，Off-JTを活用して「態度」や「思考力」を向上させることも期待したいところです。しかし，得てして「人」は，受動的な教育より自主的な学習によって成長しやすいことが知られています。病院や上司が必要と考える研修会やセミナーなどで，目の前の業務遂行能力が向上するとともに，自身の思考力や日常業務へのコミットメント（態度など）が良い方向へと向かえばよいのですが，現実的には，自主的に参加するセミナーや自己学習などを通じて，新人が自身のキャリアパスに目覚めることも少なくありません。一般企業においても，就職後数年を経て，MBA（Master of Business Administration：経営学修士）を取得するために海外へ出かけたり，転職するような人たちが必ず出てきます。

本書の冒頭でも述べたように，病院は患者さんから感謝される「魅力的な職場」ですので，入職後に良い形での教育・研修が行われ，読者の皆さんが社会人として成長するとともに，長期にわたり医療界で活躍してくれることを切に願っています。

2 病院内で実施される全職員向け研修

医療機関（病院）は特殊な職場環境にあることから，医師・看護師といった専門職種だけでなく，一般事務職員をも対象とした教育や研修の機会が数多くあります。また，病院によっては，院内で行われている教育・研修等を一元的に管理する部署を設けている施設も少なくありません。実際，病院として，どのような教育と研修が必要なのか企画・検討し，年間計画を立てるとともに，研修会開催時の参加状況把握や教育効果の判定まで行っている素晴らしい施設も存在します。しかし，一般に，規模の

大きな基幹病院等では，部門・部署ごとに研修会を開催していることも少なくなく，病院として全貌を把握することが思いのほか困難な状況にあります。

　全職員向けによく行われる教育・研修には，医療安全，感染対策，保険診療，医療情報，個人情報保護といった内容のものから，医療倫理，患者の権利，虐待・DV，接遇など幅広い領域のものが含まれています。また，多くの病院では，チーム医療が当然のように展開されていますので，医療安全や感染対策だけでなく，栄養管理チームや褥瘡対策チーム，緩和ケアチームなど多職種が絡んだ教育や研修の機会も少なくありません。事務職員にとってどこまでが Off-JT として求められるのか，内容的に理解すべきなのか判断が難しい場合もありますが，現在の自身の業務に関係しそうなものであれば積極的に参加する姿勢が望まれます。

　各種法令やガイドラインなどにおいて，病院内で働く職員向けに実施することが義務づけられ，そこで働く職員は受講することが必要とされる研修会等がいくつかあります（表4）。その中でも，「医療安全管理研修会」や「感染対策研修会」，「保険診療講習会」などは，職員の出席率が低いと行政からも厳しい指導を受けることとなります。なお，この種の研修会等への参加義務は，9～16 時が勤務時間とされる非常勤職員にも課せられます。現実的な問題として，研修会の開催時刻を日中の勤務時間内に設定すれば，多くの常勤職員が参加できません。また，勤務時間外に実施すれば「残業勤務」の対象になるのかといった議論も出てきます。多くの施設では，16～19 時くらいに開催していることが多いように思われますが，1 回の開催で職員全てが参加することは収容人員的にも困難なことが少なくないはずです。行政の関係者は，近年，医療安全等に関する研修会への参加実績には特に厳しい目を向けており，初回の研修

表4　病院内で実施することが義務づけられている職員向けの研修会等

研修会の名称（通称）	内　　　容	実施根拠
医療安全管理研修会	・職員向けの年 2 回程度の開催 ・医薬品や医療機器等の適正管理を含む医療安全管理に関する教育・研修	医療法/健康保険法（診療報酬請求「入院基本料」の施設基準）
感染対策研修会	・職員向けに少なくとも年 2 回の開催 ・感染防止・感染対策に向けた研修内容	健康保険法（診療報酬請求「感染防止対策加算」の施設基準）
保険診療講習会	・全職員向けに年 2 回以上開催 ・保険診療の理解を深めるための研修会	健康保険法（診療報酬請求「臨床研修病院入院診療加算」の施設基準）
個人情報保護研修会	・従業者に対する教育・研修の実施	個人情報保護法
臨床研究研修会	・人を対象とする医学系研究に関わる職員向けに年 1 回程度の開催	人を対象とする医学系研究に関する倫理指針ガイダンス

会で参加できなかった職員に対しては，DVDやe-learning等で二次研修の機会を設けることを求めています。併せて，研修会の内容が理解できたか，単なるアンケート調査だけでなく小テストなどを実施することも推奨しています。そういった社会状況を，病院の事務職員も十分理解することが大切です。

3 職員の能力評価と能力開発

　医療は日進月歩であり，高度かつ最新の医療を提供するためには，常に新しい知識や技術を習得し，個々の能力を高めていく必要があります。医療従事者が第一線で活躍しているその背景には，専門学校卒業後に国家試験・国家資格等の取得実績で終わることなく，「生涯学習」を日々行っている事実があります。医療機関の事務職員は，そのことを是非とも知っておくべきです。実際，病院の事務職員には医療従事者ほどの「生涯学習」は不要なのかもしれませんが，入職後に目の前の仕事を覚え，その後無難に過ごしていけば年功序列で給与が上がっていくという姿勢（態度）ではやはり困ります。医療従事者とは違った形で年間目標を立て，その達成度を評価していく組織風土の構築が求められます。表5（5-1・5-2）は，厚生労働省が提示している「モデル評価シート一覧表」の中から，医療事務用のシートを一部抽出したものです。見ていただければわかりますが，職務遂行に必要な職業能力を基本的能力と専門的事項に分け，自己評価と上司による評価（企業評価）を行う仕組みになっています。厚生労働省が推奨している？こともあり，比較的完成度が高い表にはなっていますが，この種の評価シートでよく問題となるのは，評価基準が客観的に定義されておらず，自己評価も上司の評価も主観的になりがちなことです。

　一般に，事業活動における生産管理や品質管理等において，管理業務を円滑に進めるために「PDCAサイクル」がよく用いられます。Plan（計画）→ Do（実行）→ Check（評価）→ Action（改善）の4段階を繰り返すことで業務改善を図っていくものですが，職員の能力評価においても，PDCAに準じたサイクルがあるべきではないかと考えます（図12）。例えば，計画（Plan）の代わりに目標（Goal）を最初に設定します。具体的には，いつまでに（例：1年間で），どの評価項目（態度・技術・知識など）を，どこまで達成するのか目標設定します。態度の領域では，達成度を数値化することが困難なことも多いかと思われますが，技術領域であれば達成度を数値（指標）化することは比較的容易なはずです。例をあげれば，入院証明書等の発行は依頼されてから7日以内に90％完遂させるとか，レセプトの月内提出率を99％にするといったものが考えられます。そういった目標（Goal）を事前に設定し，実務の中で努力した結果を後日評価する。そして，その達成度が十分でなかった場合には，何が問

表5-1　職業能力証明（訓練成果・実務成果）シート
モデル評価シート一覧表（医療事務用）

職務遂行のための基本的能力（「職務遂行のための基準」ごとに，該当する欄に○を記入）
A：常にできている　B：大体できている　C：評価しない　　「評価を行わなかった」場合は／（斜線）でC欄を消す

能力ユニット	自己評価 A	B	C	企業評価 A	B	C		職務遂行のための基準
働く意識と取組（自らの職業意識・勤労観を持ち職務に取り組む能力）							(1)	法令や職場のルール，慣行などを遵守している。
							(2)	出勤時間，約束時間などの定刻前に到着している。
							(3)	上司・先輩などからの業務指示・命令の内容を理解して従っている。
							(4)	仕事に対する自身の目的意識や思いを持って，取り組んでいる。
							(5)	お客様に納得・満足していただけるよう仕事に取り組んでいる。
責任感（社会の一員としての自覚を持って主体的に職務を遂行する能力）							(1)	一旦引き受けたことは途中で投げ出さずに，最後までやり遂げている。
							(2)	上司・先輩の上位者や同僚，お客様などとの約束事は誠実に守っている。
							(3)	必要な手続や手間を省くことなく，決められた手順どおり仕事を進めている。
							(4)	自分が犯した失敗やミスについて，他人に責任を押し付けず自分で受け止めている。
							(5)	次の課題を見据えながら，手がけている仕事に全力で取り組んでいる。
ビジネスマナー（円滑に職務を遂行するためにマナーの良い対応を行う能力）							(1)	職場において，職務にふさわしい身だしなみを保っている。
							(2)	職場の上位者や同僚などに対し，日常的な挨拶をきちんと行っている。
							(3)	状況に応じて適切な敬語の使い分けをしている。
							(4)	お客様に対し，礼儀正しい対応（お辞儀，挨拶，言葉遣い）をしている。
							(5)	接遇時，訪問時などに基本的なビジネス・マナーを実践している。
コミュニケーション（適切な自己表現・双方向の意思疎通を図る能力）							(1)	上司・先輩などの上位者に対し，正確にホウレンソウ（報告・連絡・相談）をしている。
							(2)	自分の意見や主張を筋道立てて相手に説明している。
							(3)	相手の心情に配慮し，適切な態度や言葉遣い，姿勢で依頼や折衝をしている。
							(4)	職場の同僚等と本音で話し合える人間関係を構築している。
							(5)	苦手な上司や同僚とも，仕事上支障がないよう，必要な関係を保っている。
チームワーク（協調性を発揮して職務を遂行する能力）							(1)	余裕がある場合には，周囲の忙しそうな人の仕事を手伝っている。
							(2)	チームプレーを行う際には，仲間と仕事や役割を分担して協同で取り組んでいる。
							(3)	周囲の同僚の立場や状況を考えながら，チームプレーを行っている。
							(4)	苦手な同僚，考え方の異なる同僚であっても，協力して仕事を進めている。
							(5)	職場の新人や下位者に対して業務指導や仕事のノウハウ提供をしている。
チャレンジ意欲(行動力・実行力を発揮して職務を遂行する能力）							(1)	仕事を効率的に進められるように，作業の工夫や改善に取り組んでいる。
							(2)	必要性に気づいたら，人に指摘される前に行動に移している。
							(3)	よいと思ったことはどんどん上位者に意見を述べている。
							(4)	未経験の仕事や難しい仕事でも「やらせてほしい」と自ら申し出ている。
							(5)	新しいことに挑戦するため，資格取得や自己啓発などに取り組んでいる。
考える力（向上心・探求心を持って課題を発見しながら職務を遂行する能力）							(1)	作業や依頼されたことに対して，完成までの見通しを立てて，とりかかっている。
							(2)	新しいことに取り組むときには，手順や必要なことを洗い出している。
							(3)	仕事について工夫や改善を行った内容を再度点検して，さらによいものにしている。
							(4)	上手くいかない仕事に対しても，原因をつきとめ，再チャレンジしている。
							(5)	不意の問題やトラブルが発生したときに，解決するための対応をとっている。

（厚生労働省資料　文献5より引用）

題であったのか考え，新たな介入方法を検討し改めて目標設定するという流れが良サイクルにつながるものと考えます。当然，そこでの達成度は部門としての成果にもつながりますが，それを遂行しているのは個人またはチームであり，上層部からの高評価が得られれば，当該業務に対するモチベーションの向上にもつながります。

　図12は，業務改善サイクルであるPDCAを能力改善サイクル（GDCA）に転換し

第6章 教育と研修

表5-2 職業能力証明（訓練成果・実務成果）シート
モデル評価シート一覧表（医療事務用）

専門的事項（「職務遂行のための基準」ごとに，該当する欄に○を記載）
（評価基準の出所：独立行政法人高齢・障害・求職者雇用支援機構「日本版デュアルシステム訓練修了後の評価項目作成支援ツール」）
A：常にできている　B：大体できている　C：評価しない　　　「評価を行わなかった」場合は／（斜線）でC欄を消す

能力ユニット	自己評価			企業評価			職　務　遂　行　の　た　め　の　基　準
	A	B	C	A	B	C	
外来受付窓口実務（補助）							(1) 書式通りに文書を作成できる。
							(2) 簡単な帳票類を作成できる。
							(3) 来訪者に応じて的確な受付処理ができる。
							(4) 電話の要件の内容を判断できる。
							(5) 様々なケースに応じた的確な電話対応ができる。
外来受付窓口実務							(1) カルテの上書きをコンピュータ入力できる。
							(2) 診察券を発行できる。
							(3) カルテを関係各科へ搬送できる。
							(4) 受診科が分からない患者の受診科を看護士に相談できる。
							(5) カルテを見ながらコンピュータに診療内容を入力できる。
							(6) 診療報酬点数を計算できる。
							(7) カルテの保管管理ができる。
							(8) 入院会計ができる。
							(9) 退院事務ができる。
							(10) 病床統計をとることができる。
							(11) 関係部門とのコミュニケーションをはかることができる。
レセプト作成実務							(1) 専門的情報の収集が正確にできる。
							(2) 医療保険請求事務が的確にできる。
							(3) 医療費の管理ができる。
							(4) 他部門への必要な情報を的確に提供できる。
							(5) 他の部門に拡散している広い意味での医療事務を集約し，的確な処理ができる。
							(6) 他部門との緊密なコミュニケーションをはかることができる。

（厚生労働省資料 文献5より引用）

たものですが，各部門（各部署）でこれを上手く機能させるには，職員個々の努力やスキルアップなどが必要となります。確かに，組織としてのOJTやOff-JTは有効ですが，「個人」の能力開発を意識した積極的な働きかけも重要です。医師や看護師の場合，専門医や認定看護師の取得などが能力開発に向けた取り組みとしてよく行われますが，事務職員においても，専門資格等（例えば，診療情報管理士など）の取得を目指すことがあっても良いはずです。実際，その種の資格習得には，自身の生活を一部犠牲にしないといけないかもしれませんが，その資格を得ることで，その後のキャリアが大きく変わることも少なくありません。自身が勤務する病院が，職員の資格取

得等の支援（費用負担など）に積極的であれば，職員の学習意欲も高まるものと思われます。ただし，そこで得た資格は個人のものであっても，病院からの支援があった場合には，一定の恩返しというか職場への貢献実績をある程度残していくことが望まれます。

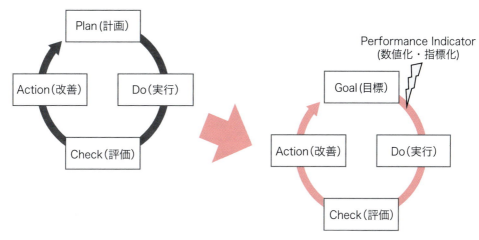

図12　PDCA から GDCA へ
（業務改善サイクルを能力改善サイクルへ）

第6章　教育と研修

> **コラム6　モチベーションとインセンティブ**

　AHマズローの欲求階層説によると，人間の欲求は5階層のピラミッドで構成されており，低階層の欲求が満たされるとより高次の階層の欲求を欲するとされています。病院職員に限ったことではありませんが，専門職種と比較して，一般事務職員は低階層で満足していることが多いように感じます。確かに，医療従事者は国家資格等をもっていることで，比較的容易に職場異動を決断するのに対して，事務職員が職場変更に慎重であることは理解できます。

　とはいえ，自身の能力開発を進める上で，外部からの良評価や褒賞などがモチベーションの維持に寄与するということは，事務職員であっても感覚的に理解できるかと思われます。本来，モチベーション（Motivation）という言葉は，広い意味での「意欲（やる気）」や「動機づけ」といった概念を表現したものです。実際，人間が行動するにあたり，肉体的には「水や空気や食料」を必要としますが，心理的には「モチベーション」の存在が大きく影響します。すなわち，モチベーションは行動の心理的な原動力であり，これが下がっていると人はなかなか行動に移れなくなります。仕事を行っていく上で，モチベーションが維持できていることは思いのほか重要であり，そのモチベーションを上げる働きのものとして，内的な動因（ドライブ）と外的な誘因（インセンティブ）が知られています。

　一般にインセンティブと聞くと，賃金（給与）や特別手当，有給休暇，教育支援，疾病保障といった「金銭的報酬」が思い浮かびますが，職務に対する満足度や達成感，外部からの認知のほか，労働条件や人間関係といった「非金銭的報酬」や「職場環境」などもインセンティブになり得ます。通常，人は，金銭的報酬の比重が高まると短期的成果主義に走りやすく，組織へのコミットメント（帰属意識・責任）が低下するとともに，コンプライアンス（法令順守）にも悪影響を及ぼすとされています。

　「人はパンのみに生きるにあらず」とはよく言ったものですが，まずは，AHマズローの低層階が確保された上での話かと思われます。

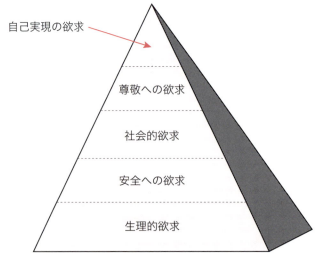

A.H. マズローの欲求階層説

第7章 人事・労務管理・福利厚生

1 人事部門の役割

　医療機関（病院）において，人（職員）は最も重要な経営資源であると同時に，費用面では人件費として最も負担のかかる領域となっています。実際，病院が適正に機能するためには，まずは，法定基準に則った医療従事者の確保が求められ，次に，それらの医療従事者が生産性の高い診療機能を発揮することで，病院経営面での収支が成り立つ仕組みが必要です。従って，職員採用ならびに雇用管理等を行う「人事部門」は，一般企業以上に医療機関では重要な部門・部署となっています。なお，人事部門が担う主な業務としては，企業（病院）が適正に機能するための部門構成や人員配置，採用計画などを検討する「人事企画業務」のほか，実際の人員募集や面接等を行う「採用関連業務」，職員の教育・研究を支援する「教育・研修業務」，目標管理およびその評価を行う「評価関連業務」，そして，社会保険手続や勤怠管理，給与計算，健康診断，福利厚生，安全衛生管理などを行う「労務管理業務」があります。

　病院の場合，医師や看護師の人員配置に関しては，一定の法的水準（人員配置標準）が定められています（**表6**）。その背景には，適正な医療を実践するには一定水準以上の人員が必要であるという考え方がありますが，人員配置標準を満たさない場合でも，患者の傷病程度や医療従事者間の連携等によって望ましい医療水準を確保することが可能な場合もあることなどから，あくまで「最低基準」ではなく「標準」として定義づけられているようです。実際，へき地の医療機関では医師の確保が難しく，基準を満たさないと開院できないとなると，地域医療が崩壊することも危惧されることから，保健所による立ち入り検査では毎年「指導」にとどまっている施設も少なくありません。ちなみに，平成25年度の調査では，医師と看護師の人員配置標準遵守率は94.5％と98.8％ですが，北海道・東北地域では医師の遵守率が87.9％となっており，地域や施設の規模により大きな差があることがわかります。そのほか，看護師の人員確保に関しては，平成18年度の診療報酬改定で「7対1入院基本料」（患者数：看護師数が7：1であることを条件に認める入院基本料）が新設された際，病院の人事担当者が全国の看護学校等を走りまわったことで社会問題にもなりました。

　要は，病院が医療機関として機能するためには，建物（設備・施設）が存在するだけでなく，そこに，医師，看護師，薬剤師，栄養士といった医療従事者が一定程度確

表6 医療法が定める医療機関の人員配置標準

	病床区分	職種							
		医師	歯科医師（歯科，矯正歯科，小児歯科，歯科口腔外科の入院患者を有する場合）	薬剤師	看護師及び准看護師	看護補助者	栄養士	診療放射線技師，事務員その他従業員	理学療法士作業療法士
一般病院	一般	16:1	16:1	70:1	3:1	—	病床数100以上の病院に1人	適当数	適当数
	療養	48:1	16:1	150:1	4:1（注1）	4:1（注1）			
	外来	40:1（注2）	病院の実状に応じて必要と認められる数	取扱処方せんの数 75:1	30:1	—			
特定機能病院	入院（病床区分による区別はなし）	すべて（歯科，矯正歯科，小児歯科，歯科口腔外科を除く）の入院患者 8:1	歯科，矯正歯科，小児歯科，歯科口腔外科の入院患者 8:1	すべての入院患者 30:1	すべての入院患者 2:1	—	管理栄養士1人	適当数	—
	外来	20:1	病院の実状に応じて必要と認められる数	調剤数 80:1（標準）	30:1				
療養病床を有する診療所		1人	—	—	4:1（注1）	4:1（注1）	—	適当数（事務員その他の従業者）	—

（注1）療養病床の再編成に伴い省令改正．平成24年3月31日までは，従来の標準である「6:1」が認められている．
（注2）耳鼻咽喉科，眼科に係る一般病院の医師配置標準は，80:1である．

（厚生労働省資料 文献6より引用）

保されていることが必要だということです．実際，病院が機能することで事務職員の働き場が確保されるという一面もあり，人事部門が医療従事者の採用を優先するのは仕方がないことかと思われます．

2 雇用形態と勤務形態

病院に限らず，一般の求人情報（求人募集）には，雇用形態として「正規職員（または正職員，正社員）」，「アルバイト・パート」，「嘱託」といった区分があり，勤務形態に関しては「常勤」または「非常勤」といった条件記載がなされています．

正規職員（正職員・正社員）には，通常，「無期雇用・フルタイム・直接雇用」の3条件が満たされています．すなわち，雇用期間を設けず定年まで働くことを前提とした採用であり，1日8時間以上働くことを原則に，経営管理者と直接雇用契約を交わす職員がそれにあたります．また，正規職員は「労働法」等でしっかりと雇用保障がなされており，よほどのことがない限り「解雇」されることはありません．ただし，職務内容や勤務場所（勤務部署），労働時間などに関して，管理者にある程度従うこ

とが求められます。なお，正規職員でない職員を「非正規職員」と言います。

　アルバイト・パート職員は，一時的な労働契約で雇用関係を結ぶ職員の通称であり，定年まで働くことを前提とした採用ではありません。多くの場合，賃金は時給制であり，ボーナスなどは原則ありません。嘱託職員は，「仕事（業務）を依頼された職員」のことですが，役所などで定年を迎えた元職員（その職務に豊富な経験がある人）や民間でいう「契約社員」に近い位置づけであり，通常，1年間や半年といった有期雇用の契約になっています。なお，嘱託職員と似た言葉で「委託職員」というのがありますが，こちらは「業務委託契約」のもと，一定の業務処理を委託された外部職員のことです。通常，労働時間の管理を受けず，社内の上司等の指揮・命令下にも入らないで，自己裁量のもと労働することが多いようです。嘱託職員は労働時間で「給与」をもらい，委託職員は仕事の成果で「報酬」をもらうと考えればわかりやすいでしょうか。

　勤務形態における「常勤」と「非常勤」の違いは，単純に労働時間の差によるものです。すなわち，事業所等で定められている所定労働時間（1週間で40時間：フルタイム）の勤務をしている職員が常勤であり，それ以外の職員は非常勤となります。従って，仮に非正規職員であっても，フルタイムで働く職員は常勤ということになります。なお，常勤職員の場合，非常勤職員とは異なり，社会保険料の雇用主半額負担や種々の「手当て」・控除の存在，保険料や控除を差し引いた金額への所得税課税等の優遇処置が取られていることが一般的です。

　上記は，一般企業などで通常解釈されている内容の説明ですが，医師や看護師のような医療職への対応や，女性職員・外国人労働者・障害者など多様性のある職員の採用条件に関しては，会社や事業所ごとに一定の裁量権で労働契約が結ばれていることが少なくありません。特に，医療界では「女性医師」の働き方が現在問われており，期間の定めがない労働契約のもと，時間あたりの基本給・賞与・退職金などが同事業所・同職種のフルタイム正職員と同等な「短時間正規職員」という採用形態も増えています。後述する労働時間の問題とともに，医師に対する労務管理は，これから新しい時代へと動き出すものと思われます。

3　労働時間

　通常の企業や会社の法定労働時間は1日8時間，週40時間です。実際，一般的な勤務時間（就業時間）は9時から18時，あるいは8時半から17時半といった事業所が多いように思われますが，労働基準法第32条には，法定労働時間は「休憩時間を除き1週間について40時間，1日について8時間」という原則が記されています。ま

た，休憩時間に関しては，6時間を超え8時間以下の労働時間には少なくとも45分，8時間を超える労働時間には少なくとも1時間の休憩時間を設けなければいけないとしています。なお，法定労働時間を超える勤務に対しては，労働基準法第36条による労使協定（36［さぶろく］協定）を結び，一定の要件を満たしたものにすることが求められています。事務職員の場合はあまり問題とならないでしょうが，看護師は1日2交替（夜勤16時間）で勤務することが多々ありますし，医師の場合は宿直時にほとんど眠れず，そのまま翌日手術に入るという実態もあり，労務管理は医療機関の管理者にとって極めて重大な関心事になっています。

　先に述べた36協定があるにしろ，労働時間には本来限度があるべきと考えます。法的には，1日10時間，1週間で52時間，連続して労働させる日数の限度は6日間という原則が定められていますが，医療界だけでなく，この種の法律を遵守せず悪環境のもと働かせている事業所があり，一般に世間では「ブラック企業」と称しています。当然，職業や業務内容によっては，一般の労働基準や労働環境が当てはまりにくい職場もありますが，事業管理者が法定文書を十分理解していないまま働かせているケースも多く，労働基準監督署による立ち入りが必要な社会的背景もあるのかと思われます。なお，医療界では，通常の企業と労働環境面などで大きく異なる点として，先に述べた「看護師の夜勤16時間の適正管理」のほか，「宿直（宿泊して行う定時的巡視や電話応対，非常事態の発生に対処するための準備など，常態としてほとんど労働をする必要のない勤務）と夜勤（時間外労働）の混同」や「裁量型労働制（労働時間の計算を実労働時間ではなく『みなし時間』で行う）に起因する医師の時間外労働の給与未払い問題」などがよく話題に上がります。詳細はここでは触れませんが，医療従事者だけでなく医療機関で働く事務職員も，労働基準法に関しては最低限の知識をもっておくべきです。

　ちなみに，**図13**は，厚生労働省医政局が2016年12月に行った「医師の勤務実態及び働き方の意向等に関する調査」結果のうち，常勤勤務医の診療科別勤務時間を示したものです。グラフからは，救急科と外科系勤務医の約半数で，週当たりの勤務時間が60時間以上になっている実態がわかります。1週間の勤務時間が60時間，すなわち週20時間の残業があるということは，1カ月で80時間の残業という計算になります。世間では，通常，1カ月に80時間以上の残業があれば「過労死ライン」と判断しますので，臨床現場における医師の過酷な勤務環境が推察できます。なお，後述するように，ここで申告している勤務時間が全て労働時間であるか否かは意見が分かれますが，医師の勤務実態として知っておくことが大切です。

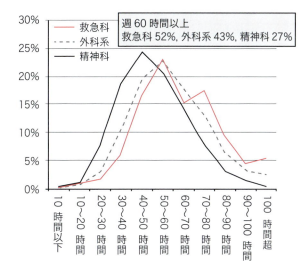

図13　「医師の勤務実態及び働き方の意向等に関する調査」結果報告
厚生労働省医政局 [2016年12月]（厚生労働省資料 文献7より引用）

4　「労働基準法」と雇用条件（労働条件）の関係

　先に述べたように，雇用環境や労働時間などの労務管理には，法的な規制（制限）が少なからず存在します。その背景には，戦前からの工場等での劣悪な労働環境の存在があり，昭和22年に制定された「労働基準法」などの法整備において，「労働者が人たるに値する生活を営むための必要を満たすべきものでなければならない」という精神が盛り込まれた経緯があります。ちなみに，労働基準法と労働組合法（昭和24年改正），労働関係調整法（昭和21年制定）を合わせて「労働三法」と言います。

　労働基準法は，労働者を一人でも雇用する事業者には強制的に適用されます。通常，労働条件は，個々の労働者と使用者が「労働契約」を締結することで定められますが，労働契約以外にも，使用者が作成する「就業規則」や労働者が団結して組織する労働組合と使用者間で締結する「労働協約」によっても定めることが可能です。労働契約，就業規則，労働協約の内容は，法令に違反するものでなければ図14に示す優劣順位

となりますが，あくまで法令が最優先されます。労働基準法は，労働者を保護するために「労働条件の最低基準」を定めたものであり，これに違反することは許されません。実際，労働基準法には「強制法規」という側面があり，たとえ労使の合意があった場合でも，本法に反する労働条件を定めた労働契約等は認められません。例えば，労働契約に「1日12時間勤務」とあり労使が合意しても，労働時間は1日8時間に自動修正されることとなります。ただし，先に述べたように，病院等で働く医師や看護師の場合，労働時間が8時間を超えることは珍しくなく，中途の休憩時間の設定や，1カ月あるいは1年間の時間外労働の限度時間を守りながら，36協定の締結および行政官庁（所轄労働基準監督署）への届出により認められているというのが実態です。

そのほか，病院内では，医師の「労働時間の定義」がよく話題に上がります。例えば，就業時間外に診療科内で行われているカンファレンス（症例検討会）を労働時間にカウントするのか，手術が終わったあと医局でしばらく（急変がないか心配で）待機する時間を労働時間と捉えるのかといった問題が時に提起されます。前者に関しては，若い医師にしてみると，「教育（自己啓発）」という視点（捉え方）が少なからずあります。また，後者については，日本の「主治医」依存体制からの脱却がよく議論となります。看護師のように，夜勤の医師に「申し送り」をして交替するという管理体制への変更も検討すべき時代になってきたようです。

労働基準法では，前述したような内容以外にも，雇用契約における「契約期間」のある・なしによる解約条件の違いや，解雇制限，賃金（**コラム7②参照**），休憩・休日の原則，休日労働，有休休暇の付与要件などに言及しています。皆さんが就職して社会人（病院事務職員）になった際，まずは「就業規則」を一読することをお勧めします。その上で，自部署における「労働契約」との違いがあるのか，そして，それらが

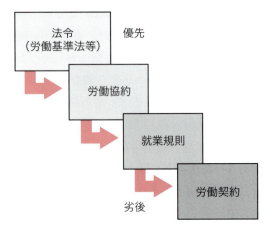

図14　労働条件と優劣順位

「労働基準法」に著しく反していないか確認することで，日々気持ちよく働くことができるはずです。また，労働基準法以外にも，労働者の安全と健康を確保して快適な職場環境の形成を促進するために，「労働安全衛生法」という法律があることも知っておくと良いです。この法律は，業務上の傷病等であれば「労働災害」として保障することを謳っていますし，健康診断が毎年確実に行われているか，ホルマリンなど有害物質等の管理が適正になされているかといったことを定期的に確認することで，労働者が安全に働いていけることを保障しています。それ以外にも関係する法令はいくつかありますが，それらを全て理解することは必ずしも容易でありません。あえてお薦めできることがあるとすれば，社会労務士の入門書などを流し読みしてみてください。きっと，一般労働者に関係する法体系の概要がある程度理解できるものと思われます。

5 福利厚生

「福利厚生」という用語は何気なく使われていますが，「社会保険」や「手当て」といった金銭的な対応だけでなく，実際には色々なものがそこには含まれています。そもそも，「福利」とは幸福・利益のことであり，「厚生」とは生活を健康で豊かなものにすることを意味しています。すなわち，金銭以外にも，会社が社員と家族の生活を豊かにするサービス全般を指して福利厚生と捉えることが大切です。

福利厚生制度の中には，「法定福利厚生」と「法定外福利厚生」があります。法定福利厚生は法律で義務づけられているものであり，いわゆる「社会保険制度」がそれに相当します。具体的には，社会保険としての，健康保険，厚生年金保険，雇用保険，介護保険，子ども・子育て拠出金，労働災害保険などの費用を会社が一定程度負担する制度です。なお，企業が負担する保険料総額は，支払い月給の15％ほどとされています。一方，法定外福利厚生は，法定で義務づけられていない，会社が独自に行う福利厚生のことです。実際には色々なものが存在し，住宅手当や家賃補助，社員寮の使用，運動場利用，レクリエーション活動支援，法定の介護・育児休業の充実など，企業が社員に充実した生活を送ってもらうためのさまざまな保障やサービス等が提供されています。

福利厚生は会社にとって費用負担となる面はありますが，そのサービスがあることにより雇用面で有利な条件提示ができ，離職等を防止することにも寄与する可能性があります。病院という職場であれば，最も職員数が多い看護師向けの福利厚生の充実は思いのほか重要です。住宅手当や家賃補助だけでなく，保育所の設置や育児休業の充実などは，職員の満足度を向上させることにもつながります。また，医師に関して

は，特に，臨床研修医（医師になって2年目までの者）への住宅支援などが重要かと思われます。

　ただし，こういった福利厚生を受けられるのは，「正規職員」あるいは「常勤」に限るという事業所が少なくありません。昨今の社会事情を考えると，常勤と非常勤の違いは勤務時間だけにして，それ以外の条件は同じにする「短時間正規職員」という雇用制度をもっと推し進めるべきかと考えます。実際，少子超高齢社会がますます進展する状況下，女性労働者や定年後職員の有効活用を図ることが極めて重要になってきます。また，大手企業，特に外資系企業などでは，外国人の採用が当たり前になっています。医療や介護関連の業界（事業所）は「労働集約型（労働力に依存する割合が高い）」とされており，人対人の関係が大きくサービスの質に影響します。従来の雇用環境に縛られていては，優秀な人材が確保できなくなるものと思われます。

コラム7①　委託業務

　病院という職場には専門性の高い特殊業務が数多く存在することから，専門的技能や資格等を有さない一般事務職員には，その代行や習熟等が困難な状況となっています。実際，総務課や会計・経理課，人事課などと違い，診療現場により近い「医事課」部門には，専門性の高い業務が少なくありません。また，公立病院や公的病院では3年前後での人事異動が常態化しており，正職員による業務の習熟・維持を図るより，当該業務を外部委託する方が効率的と考えられがちです。

　そのような状況もふまえ，国は医療法および医療法施行規則の中で，「検体検査」，「滅菌消毒」，「患者給食」，「患者搬送」，「医療機器の保守点検」，「在宅酸素」，「医療用ガス供給整備の保守点検」，「寝具類洗濯」，「院内清掃」については，業務委託する際の基準等を定めています[8]。しかし，現実的には，上記以外にも，医療廃棄物処理，医療事務，院内情報システム，院内物品管理，施設設備の保守点検，警備業務，駐車場管理など，ありとあらゆる業務での外部委託が行われています。病院によっては，正規の事務職員はいったい何をしているのか？と思える状況もありますので，業務委託の是非に関しては十分議論されるべきと考えます。

　専門性の高い業務を外部委託することで，当該業務の遂行・維持を自部門で行わなくて済むという利点はありますが，診療報酬請求のような重要業務を「丸投げ」すると，委託業者のパフォーマンスが病院の収益力を決定するということにもなりかねません。外部委託業者はどうしても，消極的というか危ない橋は渡らないように業務を遂行しがちです。従って，

毎年のように，委託業務の実態確認や内容検討などをしっかり行うことが大切です。得てして，「大きな問題が起きていないから前年同様に」となりがちですが，委託業務・委託業者の選定が病院の運営・経営を大きく左右するということを知っておくべきです。

コラム7②　賃金について

労働基準法第11条には，「賃金とは，賃金，給料，手当，賞与その他名称の如何を問わず，労働の対償として使用者が労働者に支払うすべてのものをいう」と記されています。また，労働者に対して賃金が確実に支払われるようにするために，同法では，その支払いに関して，①通貨で，②直接労働者に，③その全額を支払わなければならず，④毎月1回以上，⑤一定の期日を定めて支払わなければならない，としています。

昭和20年代に作られた法律ですので，預貯金口座への振込みなどは想定されていなかったのでしょうが，現在は，福利厚生関係（社会保険料など）の控除を事前に行うなどの例外規定も若干追記されています。

皆さんが病院という職場で初めて給与（賃金）をもらう場合，「毎月25日」とか「月の末日に」といった支払期日の説明がきっとあるかと思いますし，給与明細書を見れば，時間外を含む労働時間がどういった状況にあったのか，また，社会保険料や介護保険料，雇用保険料などがいくら引かれているかなどがわかります。口座振替で給与をもらっていると，その明細がわかりませんので，たまには給与明細書の内容をじっくり確認することも大切です。

第8章 診療情報管理と個人情報保護

1 診療情報管理

　診療情報とは,「診療の過程で, 患者の身体状況や病状, 治療等について, 医療従事者が知り得た情報」と定義されています。多くの場合, 医療機関において「診療記録」として保管されており, その形態によって電子化情報と紙記録情報とに分けられます。また, 診療記録には, 診療録(カルテ)のほか, 看護記録, 検査所見記録, 画像記録, 手術記録, 処方せん記録などがあり, それぞれについて保存義務や保管期間などが法的に定められています。

　診療録(カルテ)は「医師法第24条」で定められているように,「医師が作成した記録」に関する呼称であり, 他の診療関連記録とは別扱いされ「狭義の診療録」とも言われています。また, 医師法第24条では, カルテ(診療録)に関して5年間の保存義務を定めているほか, 医師法施行規則第23条では, 最低限, 1. 患者の住所, 氏名, 性別, 年齢, 2. 病名及び主要症状, 3. 治療方法(処方・処置), 4. 診療の年月日, を記載するように規定しています。しかし, 実際の診療録には, 多職種が関係した, ありとあらゆる診療関連情報が記載されており, 医師記録だけを抽出することはむしろ難しい状況となっています。

　事務部門として診療情報関連文書を取り扱う際には,「診療録」と「診療関連記録」,そして「その他の文書」とに分けて対応するのが良いように思います。実際, 前二者をおもに取り扱う部署として,「診療情報管理部門(通称)」を設置している病院が少なくないはずです。また, 診療情報管理部門は, 組織的には医事課の中に位置づけられているかと思われますが, 業務的に診療録に関する専門的な知識やスキル等を必要とすることから,「診療情報管理士」という専門資格を有した事務職員が通常配置されています。

　診療録管理の流れを患者さんの立場で考えると, 法的なことは知らなくても, 病院内で診療録がどのように取り扱われているか想像がつくと思います。例えば, 患者さんが初めて病院を受診した際,「受付窓口」で受診用カードが発行されるかと思いますが, それには「患者番号(ID)」が付されています。次回以降の受診時に「診療録」を探すための整理番号ともなりますが, その際には, 該当する診療録を速やかに取り出せることが重要です。また, 一人の患者さんの診療録が数多く分冊されていると,

都合が悪いことも容易に想像がつきます。実際，紙カルテが診療科ごとに作成されていると，内科のカルテに記載してある内容を外科医が見逃しアクシデントが発生することもあり得ます。そのほか，患者さんにしてみると，診療録に記載されている内容が正確な情報であるのか，そして，紛争時などを含め疑問が生じた際に，診療録の閲覧や貸出し（カルテ開示）が可能なのかといったことも気になります。診療録はそもそも誰のものかという古くからある議論にもつながりますが，診療録の記載内容に関しては，患者側にある程度のコントロール権があるとされています。その一方で，診療録を適正に管理することが病院側に義務づけられているのも事実です。ここでは，診療録の取り扱いに関して全てを網羅した説明はできませんが，この種のルール等に関しては，各施設の「診療情報管理マニュアル（通称）」などを参考にしてください。

　「紙カルテ」から「電子カルテ」になると，先に述べたような患者情報の共有や必要情報の検索・抽出などは比較的容易に行えます。しかし，現実的には，国内の病院で，電子カルテが導入されている施設は30％ほど（2016年時点）に過ぎません[9]。400床以上の病院では電子カルテ導入率が70％を超えてはいますが[9]，やはり導入時のコストやメンテナンス（更新等を含む）費用は膨大であり，中小病院での普及を遅らせている原因ともなっています。また，電子カルテを導入すると，システムトラブルへの対応等を含め，専門業者・専門職員との連絡体制が重要になり，大きな病院では常駐職員としての採用なども追加的な費用負担となってきます。とはいえ，診療情報や各種データを電子化すると，費用負担を上回るメリットがあるのも事実であり，大規模病院では今後，当然のようにシステム整備が進んでいくものと考えます。なお，レセプト請求の仕組みについては後述しますが，膨大な診療情報や診療報酬請求項目などを効率的に取り扱うには，各種情報データのコード化やオンライン転送などが必須となります。現在，全国のほとんどの病院で，病名や医薬品名，検査名，手術術式などがコード化され，診療報酬請求時には，1カ月単位でのレセプトデータがオンラインで送信されています。大昔のように，何千枚というレセプト文書を印刷して，審査会場に郵送する・持ち運ぶといった作業は現在ほとんど行われていません。

　診療関連データがマスター（コード化する際の『辞書』のようなもの）管理されていると，自施設の診療実績を統計分析する作業が極めて容易になります。実際，自院では，どの診療科の患者が多く，どんな疾患（病名）を取り扱っているのか，どこから患者さんが多く来院しているのか，どれくらいの入院期間なのかといった分析が容易に行えます。実は，診療情報等の電子化の最大メリットはそこ（データの二次利用）にあると考えます。病院の事務職員として，医療に関する専門的な知識や資格等はなくても，コード化されたデータ情報を上手く取り扱うことができれば，院内の医療従事者に対して貴重な情報提供が行えます。病院内のどこの部門（部署）に配置されて

も,「情報を制する者が組織を制する」という気持ちで取り組めば,間違いなく役に立つ病院事務職員として評価されるはずです。

2 文書管理

　診療情報の関連文書に関して,先に「診療録」と「診療関連記録」の説明をしましたが,一般事務職員としては,むしろ「その他の文書」に代表される通常文書を適切に管理できることが重要です。本来,文書は,情報の伝達や記録としての役割をもっています。病院内において,多種多様な職種が複雑な業務を安全確実に遂行するためには,文書ならびに情報の適正管理と有効活用が望まれます。そのためにも,まずは,組織内における文書の取り扱いに関する「規程」類をきちんと整備しておくことが大切です。

　病院内には,組織としての公式文書や各種伝達文書のほか,部門・部署における記録・資料などが存在します。その中には一時的なメモもあるかも知れませんが,組織の「記録」として残すものに関しては,表題等のほか,文書の責任者や作成日などが明記されていることが重要です。また,その文書がどのレベル(役職・職位)で利用・共有されるものなのか,明確にしておくことも大切です。いわゆる委員会等の議事録なのか,院内マニュアルまたは規程なのか,どのレベルまで情報公開するのかといったことです。なお,第4章(会議と委員会)でも触れましたが,委員会の議事録一つをとっても,発言者の名前を入れた「実録文書」とするのか,要約的な内容で済ませるのかによって大きく手間は異なります。一つの議事録をA4用紙1枚に要約する際には,委員会参加者の発言意図が十分反映されているか,記録として残すことの同意が得られているかといった確認も必要になります。事務系の文書に関しては,この種のことに対して,まずは担当者が原案作成を行い,実務者による内容確認ののち,管理職層に最終文書として承認をもらうための「稟議書(りんぎしょ)」がよく利用されます(図15)。昨今の状況から考えると,院内メールでの添付文書確認でも十分だとは思いますが,「紙の稟議書」に「印」をもらうことを原則とする施設も少なくありません。

　この種の文書管理を組織として一元的に行うことは思いのほか重要です。病院内で正式文書の最終認証を誰が行うのかということにもつながりますが,病院として文書の原本性をいかに定義し担保するかが大切です。例えば,院内の「感染対策マニュアル」の最新版はどれなのか? そして,それをどう保管・管理するのかといったことです。具体的に言えば,その種の規程類には改訂○版(Ver.○)といった記述があるべきで,その承認年月日が記載されていなければなりません。そして,最新版に関し

第8章 診療情報管理と個人情報保護

	稟議書		稟議番号	第000001号
起案日	2017年6月1日		記載者	所属　医事課診療報酬係
受付日	2017年6月3日			氏名　小林利彦
決済日	2017年6月15日		備考	

		部長	課長	
決裁印				
	係長	主任	リーダー	起案者
合議印				小林㊞

件名：「保険診療委員会」議事録について

　　平成29年第2回「保険診療委員会」議事録（2017/5/15）について
　　以下の内容で確定してよろしいでしょうか？

○　平成29年第2回「保険診療委員会」　平成29年5月15日　16:00〜17:05
　　　　司会　保険診療委員会委員長　山本一郎　先生
（報告事項）
1．各診療科の査定率・返戻状況
2．再審査請求の状況
　　・
　　・
　　・
（審議事項）
1．医薬品「○○」の査定傾向について
　　薬剤部長より医薬品の適応に関して説明があり、最近の審査状況の報告があった。
　　該当診療科長に状況説明をして「傷病詳記」のルーチン化を図ることで合意した。
　　・
　　・
　　・

以上。

図15　稟議書の書式イメージ

て，全職員向けの周知方法はどうするのかといったことや，どこに（どこのサイトに・どこの係に）アプローチすれば閲覧が可能なのかといったことを明確にしなければなりません。大きな病院になると，部門・部署ごとにローカルルールが作成されがちですが，文書管理におけるガバナンス機能は病院事務部門としてしっかり確保しておきたいところです。

紙文書と電子文書が混在する昨今，どちらを原本にするのかといったことなども，ある程度ルール化しておくと良いと思います。診療録に関しては，一定の要件があれば，電子化文書を原本とすることも認められています。その一方で，電子文書であれ紙文書であれ，原本性にあまりこだわりすぎず，バックアップをきちんと取っておくことが重要です。東北の大震災において，「5年間保管」が義務づけられている紙カルテが数多く流された一方で，電子化情報を他施設にバックアップ保管していた病院が速やかに診療継続できたという話もあります。最近は，BCP（Business Continuity Planning）という言葉がよく取り上げられます。大規模災害等が発生した際，企業のコア業務が長く中断しないような「対応策計画」を意味しますが，地震や火災，津波といった自然災害だけでなく，電子カルテ病院では長期停電時の対応なども大切です。いずれにせよ，院内の各種文書や情報類を適正に管理することが，病院の機能を継続・維持する上で極めて重要であることは間違いありません。

3　個人情報保護と医療情報システム

　「プライバシー保護」と「個人情報保護」はよく混同されますが，もともと「プライバシー権」は，憲法第13条で保障される「人権」の一つとされています。例えば，病棟の廊下から，患者さんがベッド上で着替えをして様子が丸見えだという状況は，仮に「安全対策」だと病院側が主張しても一定の配慮は望みたいところです。その一方で，外来での診察室への呼び入れを「番号」のみで行うことには，患者誤認が起こらないか若干の不安も残ります。要は，病院側の都合だけでなく，安全性やプライバシー配慮へのバランスを取りながら対応していく姿勢が重要だということです。なお，その種の対応判断には法的文書やガイドライン等の内容が大きく影響しますので，法律の改定時などには，何がどう変わったのか理解および解釈しておくことが重要です。
　2003年に「個人情報保護法」が成立した際，医療機関は一時期混乱を極めました。この法律は「OECD（Organization for Economic Cooperation and Development）8原則」（1980年）に基づき，他者が有する自己の情報を適切に管理させるために作られたものであり，「積極的プライバシー権」とも言われています（図16）。個人情報が何のために集められているのか，その収集目的や利用目的が明確に定められ，正確かつ適正に取り扱われることが保障されていると同時に，必要時には異議申し立てができることが原則となっています。病院内には，名前，生年月日，住所といった患者基本情報だけでなく，病名や検査結果など機微な情報が数多く存在します。医師や看護師，薬剤師等による個人情報漏洩には刑法が適用されますが，事務職員にはそのような制約がありません。従って，入職時に「誓約書」という形での対応がなされるかと

```
┌─────────────────────────────────────────────────────┐
│         個人情報保護の原則（OECD 8 原則）           │
│                                                     │
│  1. **目的明確化の原則**：収集目的と利用目的の明確化│
│  2. **利用制限の原則**：法令に基づく，あるいは本人の同意がない目的外利用はダメ│
│  3. **収集制限の原則**：適法・公正・通知・同意のもと情報収集すべき│
│  4. **データ内容の原則**：データ内容は目的に沿い，正確・完全・最新│
│  5. **安全保護の原則**：紛失・破壊・開示等から保護されるべき│
│  6. **公開の原則**：収集方法・データの存在・管理者を明示すべき│
│  7. **個人参加の原則**：自己データの内容確認・異議申し立ての保証│
│  8. **責任の原則**：データ管理者は諸原則管理の責任をもつ│
└─────────────────────────────────────────────────────┘
```

図16　OECD による個人情報保護の 8 原則（文献 3 より一部改変引用）

思いますが，エレベーター内での会話や仕事を離れた飲食の場などでの会話にも十分な注意が必要です。また，電子カルテ情報に関しても，多くの事務職員には一定の操作制限がなされているとはいえ，興味本位での閲覧や操作は処罰の対象となることを知っておいてください。

個人情報保護法に関しては，2017 年 5 月に「改正個人情報保護法」としての改定が行われました（図17）。同法律の詳細な説明は割愛しますが，医療関係での変更事項としては，小さな診療所などもその対象になったことや，医療機関で取り扱う診療情報等は「要配慮個人情報」として特に厳格な管理が求められるといったことがあげられます。なお，当初の法律文書では，診療情報の取得・保管に対しても個別同意が必要との文言でしたが，その後の「ガイダンス（実用マニュアル）」では，医療機関の玄関フロアーなどに説明文書（異議があれば申し出てくださいという「オプトアウト文書」）を掲示することで，通常の診療サービスに関しては従前どおりで良いことになりました。その一方で，匿名加工情報（個人を同定することができないデータ類）は民間の事業所などで広く二次利用することが可能となり，世の中のビッグデータ活用に向けて規制緩和された内容になっています。

「個人情報保護法」の改正にともない，医療情報を取り扱う機関が遵守すべき「医療情報システムの安全管理に関するガイドライン（厚生労働省）」も第 5 版へと改訂されました[10]。こちらについても全てを解説することはできませんが，個人情報保護法が改正される以前から医療機関を対象とするサーバ攻撃が多発していたことや，「地域医療連携ネットワークシステム」が全国的にも普及してきたことが関係しているように思われます。そのような背景のもと，今回の改訂ガイドラインでは，個人情

1. 個人情報の定義の明確化 → ・個人情報の定義の明確化（身体的特徴等が該当）
・要配慮個人情報（いわゆる機微情報）に関する規定の整備

2. 適切な規律の下で個人情報等の有用性を確保 → ・匿名加工情報に関する加工方法や取扱い等の規定の整備

3. 個人情報の保護を強化（名簿屋対策）→ ・トレーサビリティの確保（第三者提供に係る確認及び記録の作成義務）
・不正な利益を図る目的による個人情報データベース提供罪の新設

4. 個人情報保護委員会の新設及びその権限 → ・個人情報保護委員会を新設し，現行の主務大臣の権限を一元化
・個人情報保護指針の作成や届出，公表等の規定の整備

5. 個人情報の取扱いのグローバル化 → ・国境を越えた適用と外国執行当局への情報提供に関する規定の整備
・外国にある第三者への個人データの提供に関する規定の整備

6. その他改正事項 → ・本人同意を得ない第三者提供（オプトアウト規定）の届出，公表等厳格化
・利用目的の変更を可能とする規定の整備
・取扱う個人情報が5,000人以下の小規模取扱事業者への対応

図17　改正個人情報保護法のポイント
（厚生労働省資料 文献11より引用）

報を取り扱うパソコンの厳格管理や使用者の識別・認証に関する精度向上等を求めています。また，比較的新しい視点として，医療機関の電子カルテが地域とつながっていることを前提に，院内だけでなく院外からのアクセスに対しても，強固なセキュリティシステムの担保を求めています。今後，院外処方箋などがインターネットで転送されたり，医療関連の個人情報がネット経由で数多く送られることを想定すると，医療機関として，通常のインターネット回線とは別に専用回線を用意すべきなのかもしれません。

コラム8①　電子カルテの3原則

　今では当たり前のように医療現場で使われている「電子カルテ」に関して，国がその存在を具体的に認めたのは1999年4月のことです[12]。当時，厚生労働省の通知文で，「電子カルテの要件」として「真正性」，「見読性」，「保存性」の確保を求めたことから，この三要件を「電子カルテの三原則」と呼ぶようになりました。

　「真正性」の確保とは，故意または過失による虚偽入力や書き換え，消去および混同を防止する仕組みが整備され，作成者(入力者)の責任所在が明確であることを意味します。「見読性」の確保は，情報の内容を必要に応じて肉眼で見読可能な状態に容易にできることを意味します。すなわち，すぐに印刷できるということを求めています。「保存性」の確保では，従前からの「法令に定める保存期間内，復元可能な状態で保存すること」を求めており，診療録であれば5年間が保管期間となります。

　現在も，この「三原則」は色々な機会に強調・言及されますが，IT関連技術の進歩を考えると，e-文書法や医療情報の世界でよく言われる「機密性」や「完全性」，「検索性」，「可用性」なども重要ではないかと思われます。

コラム8②　クリニカルパス

　外来で担当医から入院手術治療の必要性が説明され，入院日は決まったものの，その後どうなるのだろうか？と不安を覚える患者さんは少なくないと思われます。入院時に必要な持参物等の説明は外来窓口で事務職員がしてくれたものの，入院前日の食事への配慮に始まり，手術がどのように行われるのか，手術室はどんなところか，どれくらいで手術は終わるのか，手術後の痛みは？といった疑問が頭の中をめぐります。また，手術後にどれくらいで回復するのか，いつ退院できるのか，仕事への復帰はいつ可能なのかなど，先々のことを考えてしまうのは患者さんの常としてあるはずです。

　おそらく，手術内容に関しては，外来の担当医から一定程度の説明はあるでしょうが，入院中および入院前後のスケジュールが印刷されたものがあれば，患者さんはずいぶん安心できるものと考えます。病院側あるいは医療従事者にしてみると，医療では「何が起こるかわからない」というのが現実かもしれませんが，大概の患者さんの入院診療中の流れは，経験的にわかっていることが多いのも事実です。そこで，「入院診療計画書」として，入院中の流れを図示または計画表の中に記した書式(患者用クリニカルパス)を外来で手渡すサービスも増えてきました。

　クリニカルパスは，病院によって「クリティカルパス」とか，単に「パス」と呼ばれたりしますが，基本的には，先に述べた「患者用クリニカルパス」と，関係する診療チームが実際に使用する「医療従事者用クリニカルパス」の二つがあります。最近の医療従事者用パスは電子カルテ上で機能するものが増えていますが，患者用パスは紙書式で使用され，絵やシェーマなどを入れてわかりやすくしてあるものが多いはずです。

患者用クリニカルパスの一例

産褥クリニカルパス　　　経産婦様用　　　　　　　　　　　　　　　　　　　　　様

経過	月　日（　）産褥当日	月　日（　）産褥1日目	月　日（　）産褥2日目	月　日（　）産褥3日目	月　日（　）産褥4日目
目標	入院中の産後の生活が分かる	授乳、おむつ交換など基本的な育児に参加できる　産後のからだの変化を理解できる　母乳栄養の確立に向けて準備ができる			
検査・処置	病室に戻って2時間後にパッド交換と外陰部消毒を説明します　トイレに行きたくなったら知らせてください　初めて歩くときは付き添います	貧血の検査のため、採血をします　悪露・外陰部の状態をみます　乳房ケア（児が小児科入院となった場合も乳房ケア・搾乳指導を行います）		体重測定と尿検査をします	退院診察　母子共に、退院前の診察・検査で同題がなければ、退院となります　次回の外来受診日をご確認の上、忘れ物の無いように、気をつけてお帰りください
薬・点滴・内服					
検温	適時、体温と血圧を測ります　初めて歩く時は、指にモニターをつけます	10時に1回検温をします			
行動・保清	出産後に体拭きをします　スタッフ付き添いの下、気分が悪くならず歩行できたら、その後病棟内自由です	院内自由です　シャワー浴ができます　体調不良時は、体ふきをします			
食事	常食　出産した時間により、夕食が産褥内食となります	産褥食　出産した時間により、朝食・昼食が産褥食となります　個室の場合は母児同室ができます（24時間可能）、新生児室でもお預かりします　大部屋の場合は、赤ちゃんは新生児室でお預かりします		産褥3日目の夕食は、お祝膳となります　月　日　夕食	
指導・説明	病棟内オリエンテーションをします		育児・産褥指導　場所：ご案内しますのでお部屋でお待ちください　赤ちゃんの生理・困ったときの対処方法・栄養など　お母さんの産後の経過・生活の注意点・家族計画など　知らせたいことをお話します　月・水・金　日（14:30～15:30の予定）　沐浴指導　場所：ご案内しますのでお部屋でお待ちください　赤ちゃんのお風呂の入れ方（沐浴）についてお話します　実技は新生児室で行います　月　日（8:50～）　実技もあります		退院　14:00までにお部屋を空けてください　入院中の記録をしますのでお部屋をご用意ください　午前退院もできます
赤ちゃんの日課	毎朝、お風呂に入ります。　毎日2回（朝、夕）検温します				
赤ちゃんが小児科入院になった場合	NICUにご案内します　搾乳方法、母乳パックの使用方法がある　面会についての詳細は、NICUにて説明します　（生後1日目と4日目）ビタミンK欠乏症予防のためケーツーシロップをのませます　（生後4日目）黄疸、先天性代謝異常の検査を行います　運搬方法を説明を説明します　沐浴の実技は、赤ちゃんが沐浴可能になったらNICUにて行います				

第9章 医事業務（1） 外来対応

1 外来業務

　医事課がおもに担っている一連の「医事業務」対応は，病院の診療サービスそのものに影響し，病院全体の評価にもつながるということをまずは知っておくべきです。確かに，患者さんは，優秀な医師の診察を希望してはいますが，病院入口での職員との対応で気まずい思いをすると，診療内容がいくら良くても，病院に対しては悪い印象を抱きがちです。従って，医事課の職員だけでなく，病院内の全職員は，外来の入口から出口までを見まわして，何か問題が生じていないか常に観察する姿勢が大切です。

　多くの患者さんは初めて病院を受診する際，当然，口コミなども参考にするでしょうが，最近はウェブサイトでの情報収集から病院への評価が始まります。また，受診当日，車で来院するのであれば，「駐車場」の確保がまずは気になりますし，駐車場から病院玄関入口までの距離感やバリアフリー環境なども関心事です。さらに，患者さんの体調が著しく悪く，家族が病院玄関前に車を付けた際，病院職員が降車を助けてくれたか？といったことも，最初の印象や評価に大きく影響します。初めての病院で右も左もわからない状況下，目の前に優しい案内者がいて，適切な応対をしてくれれば誰もが嬉しいはずです。

　病院内に入ると，最初に受付カウンターで事務的な手続きがなされるものと思いますが，そこでの接客応対一つで病院への印象は大きく変わります。とはいえ，病院の職員として，へりくだった対応が求められているわけではなく，ごく普通の丁寧な応対で十分だと考えます。患者さんは，その後，目的とする診療科の受付に向かうのでしょうが，そこへの道案内というか，各種掲示物がわかりやすいことも望まれます。多くの病院では正面玄関フロアーにさまざま機能が集中しています（図18）。通常，外来診察室や検査室などが1～3階に集約化され，病院内での患者移動（時間）が少なくてすむように配慮されているかと思われます。診察までの待ち時間や，検査室での待ち時間，会計における待ち時間などは，多くの病院で患者満足度調査の結果に影響します。実際，病院内で薬をもらえるのか，院外処方なのかにもよりますが，患者さんにとって，診察後の会計終了までの時間は最も気になるところです。最近は，受付時にPHSを手渡して，診察時刻等を表示する対応サービスや，自動会計システムの

第9章　医事業務（1）　外来対応

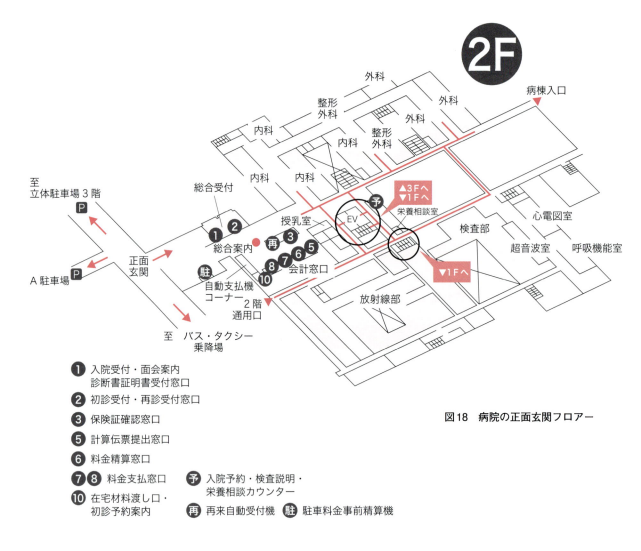

figure 18　病院の正面玄関フロアー

導入などで，その種の待ち時間ストレスを減らそうとする施設も増えてきました。さらに言えば，病院内で何か困ったことが起こった際，病院の入口付近に，気軽に相談できる場所（相談窓口）があれば喜ばれるかと思います。患者さんにとって病院を受診するということは，時として人生の一大イベントともなりますので，全てが終わり玄関を出るまでのプロセスがとても大事であるということを，病院で働く職員には是非とも知っておいてほしいところです。

なお，多くの病院で，上記プロセス（入口から出口まで）への対応を，医事課の正規職員ではない委託職員等に任せている実態があります。第7章（人事・労務管理・福利厚生）でも触れましたが，専門性の高い業務を外部委託したい気持ちはわかりま

すが，一連の診療プロセスがスムーズに進むか否かで病院の評判が大きく変わるということを，正規職員は十分認識して委託職員等の教育や指導にあたることが重要です。

2 総合受付（カウンター）

多くの病院では，正面玄関から入ってすぐのところに，「総合受付」機能を担ういわゆる「カウンター」が設置されています。初めての来院患者が「初診受付」を行う場であるとともに，会計窓口や各種相談窓口，診断書等の作成依頼窓口，そして，入院患者さんへの面会案内ブースとなっているはずです。多様な目的の患者さんが数多く訪れる場所ですので，通常，「番号」などで用途別にカウンター窓口を設けている施設が多いかと思われます。

初診受付では，保険証の確認を行うとともに，患者さんに診療申込書への基本事項記載を最初にお願いします（**図19**）。それをもとに作られた受診カード（IDカード）は診療録（カルテ）のID番号とリンクしますので，次回以降の受診時に提示を依頼

診療申込書A（初めての受診、久しぶりの受診、住所・電話番号、氏名変更等）

※太枠の中をご記入の上、保険証を添えて受付にお出し下さい。　　ID　—　—

申込年月日	平成　年　月　日	性別
フリガナ		男・女
氏名		
生年月日	明治・大正・昭和・平成 年　月　日（満　歳）	
住所	〒　−	
電話番号	ご自宅　—　— 携帯電話　—　— 緊急時の連絡先　—　—	
該当のみ　ケガをした時の状況	仕事中・通勤途中・交通事故	
該当のみ　健保以外の場合	労災・自賠責保険・その他（　）	

□紹介予約　□更新カルテ
□住所・電話番号変更　□乳児検診
□氏名変更

受診診療科

内科
□一般　□消化器
□腎臓　□神経
□内分泌　□呼吸器
□肝臓　□循環器
□血液　□免疫
□臨床薬理
□精神神経科
□小児科
□小児外科
□脳神経外科
□整形外科
□皮膚科
□泌尿器科

外科
□心臓血管□呼吸器
□乳腺　□一般
□上部消化管
□下部消化管
□肝・胆・膵
□血管
□眼科
□耳鼻咽喉科
□産科婦人科
□放射線治療科
□放射線診断科
□麻酔科蘇生科
□歯科口腔外科
□リハビリテーション科
□形成外科
□救急部

他医療機関からの紹介	紹介状	CD	フィルム	その他
	有・無	有（　枚）・無	有・無	

浜松医科大学医学部附属病院

図19　診療申込書の一例

することになります。なお，最近の病院情報システムは極めて厳格に管理されていますので，患者番号の重複等は通常起こらないようになっていますが，過去に受診歴があるか否かの確認はやはり重要です。

　会計窓口は，総合受付の中でも最も混雑しがちな場所になっています。診療報酬請求の仕組みはこのあとの章で説明しますが，外来診療では特に，速やかかつ正確な会計処理が求められます。外来診療ブースでどのような検査が行われたのか，どのような処置が行われたのか，どのような指導が行われたのか，そのうち診療報酬請求しても良い行為を迅速に点数計算し，患者さんの加入保険に基づいた自己負担金の支払いをお願いしなければなりません。「計算が間違っていた」と，あとから追加請求を行う行為や返金するといった対応は，病院への信頼を大きく損ねます。かといって，点数計算に著しい時間を要すれば，患者満足度は間違いなく低下します。多くの病院で，この会計窓口には，その種の対応を的確に行い接客面でも配慮ができる人材配置に努めているはずです。

　病院として，診断書を含む各種文書の記載依頼がなされることはよくあります。ただし，その種の対応を院内各所で行うと文書記載の進捗状況などが把握できないことから，対応窓口を正面玄関周辺に一元的に集約している病院が少なくありません。文書の種類としては，通学や出勤等の制限を証明する「診断書（証明書）」のほか，各種保険会社の「入院・手術証明書」，「健康保険傷病手当金支給申請書」，「介護保険主治医意見書」などがあり，患者さんにとって今すぐ欲しい証明書から，その文書自体が金券となり家庭生活に大きく影響するものまで存在します。当然，依頼文書の内容に応じた迅速な対応が病院には求められますので，当該窓口は思いのほか重要な部署となっています。

　入院患者さんへの面会受付は，最終的には各病棟での対応になるのですが，遠方からの面会者の中には，当該患者がどこの病棟に入院しているのかわからないまま来院する方も少なくありません。個人情報保護の問題もありますので，安易な情報提供はできませんが，平日・休日ともに，面会者用の窓口を正面玄関周辺に設けている施設が多いかと思われます。そのほか，総合受付（カウンター）にはさまざまな方がやってきます。その中にはいわゆるクレーマーなども存在しますので，臨機応変な対応ができるように，院内各部署との連携がとても重要になります。

3　救急外来部門

　病院を受診する患者さんは，歩いて（あるいは車イスで）来院される方ばかりではありません。一定規模以上の基幹病院であれば，通常の病院玄関（診療窓口）とは別

に救急（外来）部門としての玄関（窓口）を確保して，救急車等による搬送患者への対応を行っているものと考えます。なお，救急外来部門の体制は病院によってさまざまであり，「救命救急センター」として建物も人員配置も独立している施設から，救急外来室はあるものの，各科の医師や看護師等が協力してその機能を担っている病院まであります。

　一般に，地域における救急診療の役割体制は，「一次救急」，「二次救急」，「三次救急」に分けられます。通常，「一次救急」は診療所レベルでの対応ですが，夜間を含む時間外は開業医等が輪番制で対応する地域や，地域の医師会館などに「夜間救急診療所（仮称）」を設けて対応する地域などが存在します。「二次救急」に関しては，中規模クラスの病院が輪番制などで対応する地域が多いかと思われますが，一次救急からの患者紹介を受け，必要に応じて入院対応を行うことが求められます。実際，手術治療などを含め，大概の診療は二次救急施設にて完結しますが，より高次の治療が必要な場合に備え，地域には「三次救急」を担う医療機関が一定数配置されています。多くの場合，三次救急を担う医療機関は人口20万人あたり1施設程度存在し，「救命救急センター」としての認可を都道府県から受けているかと思われます。その中でも特に高次な救命救急センターには，ドクター・ヘリコプターの発着所などが用意されているはずです。

　病院の規模あるいは機能によって，救急外来部門における事務職員の配置状況はさまざまです。実際，時間外の事務当直（宿直を含む）を外部委託している施設も少なくありません。また，夜間の救急外来における医療費請求は，後日行うとする施設も存在します。病院側にしてみれば費用対効果などを考えてのことでしょうが，救急外来部門で働く医療従事者にとって，モチベーションの下がらない事務対応が望まれます。そのほか，夜間（時間外）の救急外来では，泥酔者への応対や患者からの暴力，虐待が疑われる患者への対応など，医師や看護師のみでは適切な対処が困難なことも時に起こります。診療関連の対応は医療従事者に任せるしかありませんが，事務職員も何らかの形で協働しているという姿勢を示すことが重要だと考えます。

> **コラム9　未収金について**

　病院にとって「診療報酬」は病院収益の大半を占め，経営面でも極めて重要な収入源となっています。実際，保険診療の仕組みの中では，レセプト（診療報酬明細書）で請求した点数（金額）の大半はほぼ確実に（2カ月後に）回収できますので，日々の外来診療における一部負担金や入院患者さんからの医療費受け取りを確実に行うことが重要です。

　患者さんから回収できない医療費等を「未収金」と言いますが，その対応にはどこの病院も頭を悩ませています。本来，医療費の一部負担金支払いは，患者さんに義務づけられているのですが，諸事情により遅延や未払いが一定程度発生します。多くの病院では，担当部署（「収納係」など）の職員が電話による請求や請求文書の郵送などで対応してはいるものの，その回収率は決して高くありません。法律的には，医療費の未収金は支払時期から3年間で時効になりますので，最終的には損金として会計処理することも少なくありません。病院によっては，弁護士等を含む外部業者に，この種の業務を委託している施設もあります。実際，裁判対応なども可能なようですが，比較的少額の案件には目をつむってしまう施設が多いようです。

第10章 医事業務（2） レセプト関連業務

1 保険診療の仕組み

　医療機関で事務職員として働く際には，保険診療の仕組みを確実に理解しておくことが重要です。そもそも，日本の医療制度は「医療提供体制」と「医療保険制度」で成り立っていますが，医療保険制度の根幹をなすものが，国民皆保険により機能している「保険診療」システムです（図20）。

　一般に，社会保障等のサービスは「保険」と「税（金）」を財源としますが，「保険」制度では，保険料を負担した者が保険給付を受けるというわかりやすい構造になっています。従って，「保険」制度においては，給付を受ける可能性が低い者にも強制加入（費用負担）させることが必要になります。日本では，1961年に国民健康保険法が改正され，「国民皆保険体制」が確立しました。具体的には，図20に記載がある，被用者保険としての「全国健康保険協会」，「組合管掌健康保険」，「共済組合」と，国民健康保険としての「市町村国保」，「国保組合」，そして「後期高齢者医療制度」が加入保険として存在します。実際には，保険加入構成員の年齢分布や収入等の違いにより，税金の一部投入や「生活保護者」への福祉対応などがありますが，日本の医療保険制度が世界に類を見ない素晴らしい社会保障制度であることは間違いありません。

　診療報酬請求の流れに関しては，図21を参考にしてください。患者さん（被保険者）は医療機関を受診した際，診療サービスという現物給付を受ける代わりに，一定割合（通常3割）での「一部負担金」を支払います。一方，病院等の医療機関は，一部負担金を除いた診療報酬請求額を保険者に求めますが，その支払いの可否に関する審査は「審査支払機関（社会保険診療報酬支払基金・国民健康保険団体連合会）」が代行し，査定金額を差し引いた診療報酬請求額が医療機関へと支払われます。この仕組みの中で，診療報酬請求を行うためのツールとして「診療報酬明細書（レセプト）」が使用されます。なお，レセプトには，医療機関で実施された診療行為や使用された医薬品等の明細が記されており，その請求にあたっては，健康保険法等で定められた「診療報酬点数表」に基づいた対応（現在，1点＝10円）が行われます。

第10章　医事業務（2）　レセプト関連業務

我が国の医療制度の概要

【医療提供体制】

病院：　　　　　　　　8,480
　　　　（病床数：1,565,968）
診療所：　　　　　　100,995
　　　　（病床数：107,626）
歯科診療所：　　　　 68,737
薬局：　　　　　　　 58,326

※数字は、平成27年10月1日時点
（出典：平成27年医療施設調査）
※薬局は、平成27年度衛生行政報告例
（出典：平成27年度衛生行政報告例）

医師　　　311,205人
歯科医師　103,972人
薬剤師　　288,151人
看護師　1,176,859人
保健師　　 60,472人
助産師　　 38,486人

※医師・歯科医師・薬剤師は平成26年12月31日時点
（平成26年医師・歯科医師・薬剤師調査）
※看護師・保健師・助産師は平成27年における厚生労働省医政局看護課集計

【患者負担4.8兆円】

・75歳以上
　1割負担
　（現役並み所得者は3割負担）
・70歳から74歳
　2割負担※
　（現役並み所得者は3割負担）
・義務教育就学後から69歳
　3割負担
・義務教育就学前
　2割負担

※平成26年4月以降に新たに70歳になる者 2割
同年3月末までに既に70歳に達している者 1割

患者（被保険者）

②受診　窓口負担
③診療
④請求

医療費40.8兆円

⑤支払

保険料19.9兆円

①保険料

【医療保険制度】

（主な制度名）　　　　　　　　　（加入者数）
　　　　　　　　　　　（保険者数）
国民健康保険　　　　　1,880　　約3,600万人
全国健康保険協会
管掌健康保険　　　　　　　1
（旧政管健保）　　　　　　　　　約3,600万人
組合管掌健康保険　　1,409　　約2,900万人
共済組合　　　　　　　　 85　　約900万人

※保険者数及び加入者数は平成27年3月末時点

後期高齢者医療制度　　　47　　約1,600万人

※加入者数は平成27年3月末時点

行政機関
　国
　都道府県
　市町村

公費負担
公費負担

各保険者
支援金

図20　医療制度の仕組み（厚生労働省資料 文献13より引用）

66

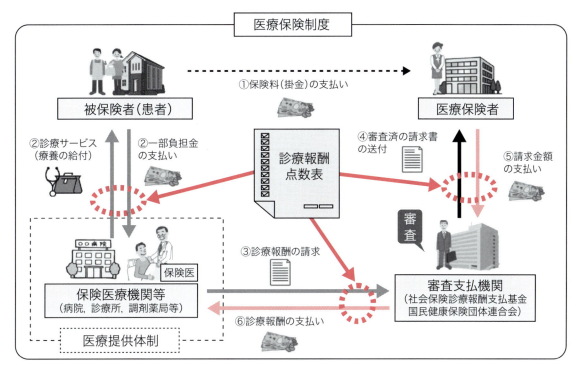

図21 診療報酬請求の流れ
（厚生労働省資料 文献14より引用）

2 診療報酬明細書（レセプト）の実際

　診療報酬明細書（レセプト）は，医療機関ごとに1カ月単位で月末から翌月初めまでに作成され，翌月10日までに審査支払機関に送付されます。実際のレセプトのイメージは図22に示すようなものですが，その記述内容の正確性や精度に関しては，担当する医事課職員だけでなく担当医による確認も必要とされています。ここでは詳細な説明は省きますが，レセプト請求の細かいルールは2年ごとに行われる「診療報酬改定」時に少しずつ変化します。そのため，「異動」が前提の正規職員が診療報酬請求業務に精通することは思いのほか困難であり，多くの医療機関では，大手の医療事務派遣会社に業務委託しているのが現状です。実際，診療報酬改定に伴う新規請求項目の追加や，1カ月に1回しか算定できない指導料・管理料，算定回数に制限のある検査などがあって，人による目視の確認のみでは十分な対応ができない状況となって

第10章 医事業務（2） レセプト関連業務

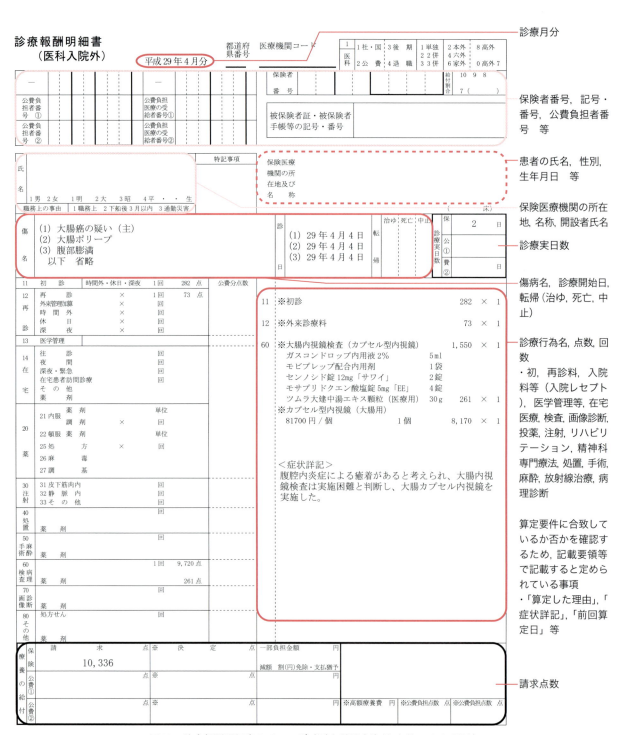

図22 診療報酬明細書のイメージ（厚生労働省資料 文献14より引用）

います。多くの医療機関では，レセプト請求内容の自動チェック機能を有したパソコンソフト等を利用しているはずです。

　そのほか，入院患者のレセプト請求項目には，看護師の配置状況等で規定される「入院基本料」や施設基準の厳しい「入院基本料等加算」などがあり，請求内容の正確性が，審査支払機関でも確認できないものが少なくありません。そのため，後述するように，厚生労働省関係の職員が直接病院に乗り込んで個別指導や適時調査などを行うことがあります。

3　DPC/PDPS 制度

　DPC（Diagnosis Procedure Combination）と総称される国のシステムは，2003年に特定機能病院を中心に導入された「カテゴリー（分類）システム」の一つです。簡単に言えば，全ての入院患者を一定数の「グループ（カテゴリー）」に割り振って分析・管理しようとする考え方（方法論）です。具体的には，傷病名と手術・処置等の組み合わせにより，全ての入院患者を「14桁コード」で表現する（振り分ける）ことから始まります（図23）。そして，14桁コードが決定したあとに，例えば，最初の2桁

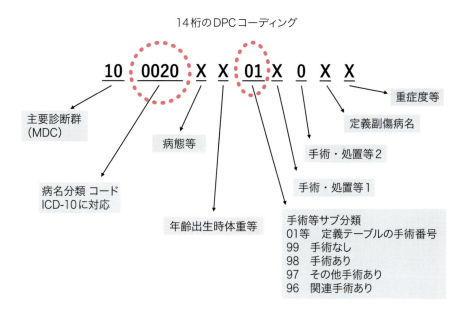

図23　DPC コーディングの仕組み

の数字で18種類の患者グループに分類するといった作業が可能となります。ちなみに，その18分類ですが，わかりやすく言えば「診療科」に相当するものと考えられます（**表7**）。そのほか，最初の6桁の数字で層別すると，504種類（2016年6月現在）の傷病名グループに分類できます。14桁コードとしての総数（種類）は約5,000ありますが，診療関連データの分析を現実的に行うのであれば，6桁程度の分類が都合よいものと思います。

表7　DPCコードの亜分類（MDCコード）

MDCコード	MDC（主要診断群）名称
01	神経系疾患
02	眼科系疾患
03	耳鼻咽喉科系疾患
04	呼吸器系疾患
05	循環器系疾患
06	消化器系・肝臓・胆道・膵臓疾患
07	筋骨格系疾患
08	皮膚・皮下組織の疾患
09	乳房の疾患
10	内分泌・栄養・代謝に関する疾患
11	腎・尿路系疾患及び男性生殖系疾患
12	女性生殖器系疾患及び産褥期疾患・異常妊娠分娩
13	血液・造血器・免疫臓の疾患
14	新生児疾患・先天性奇形
15	小児疾患
16	外傷・熱傷・中毒
17	精神疾患
18	その他の疾患

　DPC/PDPS（DPC/per-Diem Payment System）制度は，上述したDPC分類を1日当たりの包括入院診療費と紐づけたシステムであり，2017年4月の時点で，全国1,664病院の入院患者に対して適用されています。その数は全国の一般病院の22％程度に相当しますが，病床数的には約48万床で利用されており，一般病床全体の約54％にあたります。なお，本制度では，入院診療費が全て包括されているわけではなく，手術や高額な医療処置等は出来高請求となります。また，1日当たりの入院基本

料は入院期間により漸減する仕組みになっています（図24）。

4 その他の医療関連制度

　日本の医療保険制度では，通常，患者さんは「診療報酬請求額」の3割を一部負担金として窓口で支払います。仮に，医療費が総額で10,000円だとすれば3,000円で済むということになりますが，入院して心臓血管外科で手術等を行うと，1カ月で500万円（50万点）近くかかることは珍しくありません。仮に，入院中に500万円の3割である150万円の支払いを請求されれば，途方に暮れる患者さんばかりとなってしまいます。日本では，そのような場合に備え，「高額療養費制度」という仕組みが整備されています。それは，同一月（1日から月末まで）にかかった医療費の自己負担金が高額な場合，一定額（自己負担限度額）を超えた分については国が補填支給するという制度です。ここで言う「一定額」は年齢や所得等によって異なりますが，70歳未満で年収が370～770万円程度の人であれば，1カ月8万円ほどの自己負担限度額で済みます。先の例で言えば，150万円のうち142万円は国から補填されるという素晴らしい制度です。なお，以前は，患者さんが先に支払いを済ませ，あとから還付される方式でした。しかし，現在は，70歳未満の方で医療費が高額になることが事前にわかっていれば，「限度額適用認定証」の発行を事前に申請・提示することで，院内での支払いが限度額で済むようになっています。また，70歳以上・75歳未満では，保険証とともに給付される「高齢受給者証」が，75歳以上では「後期高齢者医療被保険者証」が同様な役割を果たしてくれます。

　そのほか，「公費負担医療制度」といって，法律や予算措置等に基づき，国や地方自治体が医療関連費用の公的負担をしてくれる制度があります。内容的にはとても複雑で，ここで詳細な説明はできませんが，全額国費で負担してくれるものから，あくまで医療保険が優先で，一部負担金を公費が一定割合で負担するものまであります。また，具体的に支援する領域に関しても，障害児や障害者への対応のほか，指定難病や小児慢性特定疾病等の疾病対策などが網羅され，各種福祉施策ともリンクした幅広い制度として機能しています。日本の医療・福祉制度は，ノルウェーやデンマークなど北欧の国々に比べると，まだまだ遅れているのかもしれませんが，医療保険の公的負担率（全医療費に占める保険料と国費負担の割合）は世界的にも比較的高いところに位置しています。

第10章　医事業務（2）　レセプト関連業務

DPC/PDPS 制度の概要

①DPC/PDPS 制度とは
　○DPC/PDPS・・・Diagnosis Procedure Combination / Per-Diem Payment System
　○急性期入院医療を対象とした診療報酬の包括評価制度（※）
　（※）行われた診療行為（手術，処置，投薬等）を個別に評価する出来高払いではなく，複数の診療行為を
　　　まとめて評価する制度．
　○平成15年に特定機能病院を対象に導入
　○平成29年4月1日時点で，1,664病院，約48.4万床（全一般病床の約54%）を占める

②DPC/PDPS 制度における診療報酬の概要

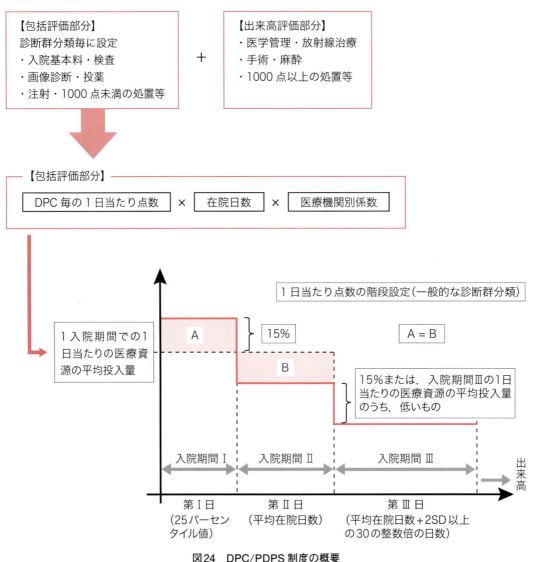

図24　DPC/PDPS 制度の概要
（厚生労働省資料 文献14より引用）

コラム10　介護保険制度

　本書では，冒頭で「500床前後の『基幹病院』を想定して」と述べたように，精神病院や療養型病院に特徴的な事務業務の解説は十分できていない一面があります。しかし，超高齢社会の進展にともない，基幹病院等においても「介護保険」を意識した患者対応が必要になってきました。

　介護保険制度は2000年4月から運用がなされ，65歳以上は疾病の種類に関係なく介護サービスを利用できるものの，60〜64歳は「特定疾病」の該当者のみが利用可能な仕組みとなっています。また，「介護認定審査会」では，非該当・要支援（1・2）・要介護（1〜5）の認定（判定）を行う際に，担当医からの「主治医意見書」を重視しています。従って，いわゆる急性期病院においても，主治医意見書の書き方や取り扱い等に関して，医師ならびに事務職員への教育・啓発に努めることが重要になっています。

第10章 医事業務（2） レセプト関連業務

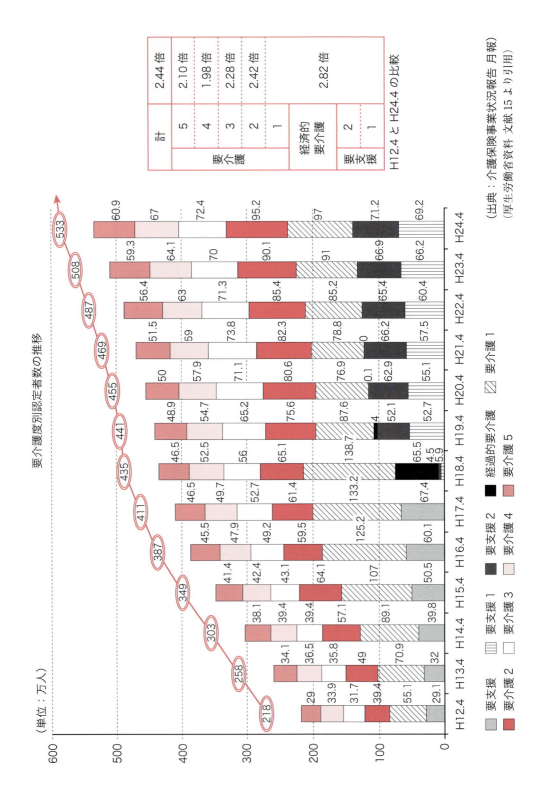

第11章 医事業務（3）　施設基準と個別指導等

1 施設基準

　レセプトに記載される「診療報酬請求項目」は大きく2種類に分けられます（図25）。一つは，医薬品や医療材料のように実際使用した物品類の請求項目であり，もう一つは，診療現場の体制や患者さんへの生活指導等に応じて請求できる項目です。前者について言えば，その請求物品が保険適応となっており，「診療報酬点数表」に則った保険請求が行われていれば，通常査定されることなく受け入れられます。しかし，保険で認められていない（適応外）医薬品や医療材料等に関しては，審査支払機関（審査会）で査定等がなされる可能性が高くなります。実際には，「適応外」として全く認められない項目もあれば，医療材料等での個数削減といった査定対応もあります。手術や処置等においても，算定術式が妥当でないと判断されれば，別の術式への変更査定が行われます。とはいえ，保険請求を行う病院側（担当医）にも請求する内容（項目）にはそれ相応の理由があり，審査会向けに「傷病詳記」という理由書（言い訳？）をつけてレセプト請求することで，請求内容がそのまま認められることもあります。なお，時に，どの程度の査定率なら許容できるかという議論がありますが，仮に，基幹病院等で年間100億円の診療報酬請求額があるとして，0.1％の査定率でも年間1,000万円の損失になることを病院事務職員は認識すべきです。

□使用した薬剤・材料（→請求→査定→振込）
　※保険適応に合致しているか？
　※査定されるか？（当地域では通っている）
　※「傷病詳記」＝言い訳？

□基本料・〇〇加算・指導料・管理料など
　※**施設基準**の届出要件の確認
　※毎月のレセでは「遵守状況」は不明
　※返還金額は膨大（1入院毎・件数が多い）
　※診療録の記載に根拠を求める

図25　2種類の診療報酬請求項目

第 11 章　医事業務（3）　施設基準と個別指導等

　後者の診療報酬請求項目である「入院基本料」や「入院基本料等加算」,「医学管理等（指導料・管理料など）」においては，施設基準の遵守や診療録等への算定根拠記載が重要になります。例えば，図26 にある「がん性疼痛緩和指導管理料」では，「緩和ケアに係る研修を受けた医師（または歯科医師）」が院内にいることが施設基準としてまず求められ，「WHO 方式のがん性疼痛の治療法に基づき，保険医が計画的な治療管理および療養上必要な指導を行って麻薬を処方した場合に月1回に限り算定できる」と記載されています。「施設基準」に関しては，通常，算定を開始しようとする月の前月末までに地方厚生（支）局に「届出」を行って，それが受理さえされれば当該月からの算定が可能となります。また，施設基準の申請にあたっては，説明文書の詳細な理解と解釈が重要であり，先の「がん性疼痛緩和指導管理料」であれば，「緩和ケアに係る研修」とは何か？というところから届出の準備作業が始まります。この種の解釈に対しては，国または地方厚生（支）局からの通知文や「Q&A」形式での公開文書が発信されますので，関係する事務職員はその動向に注意を払う必要があります。また，「研修を受けた医師」が申請当時には仮にいたとしても，その後に異動等で不在となれば，施設基準の「変更（辞退）届け」を出さなければなりません。施設基準については，常に，その後の変更がないか確認が求められますし，毎年 7 月 1 日には定例の現況届出報告が必要となります。

例）B001　22　がん性疼痛緩和指導管理料

施設基準
　当該保険医療機関内に緩和ケアを担当する医師（歯科医療を担当する保険医療機関にあっては，医師又は歯科医師）（緩和ケアに係る研修を受けたものに限る）が配置されていること．

平成 20 年厚生労働省告示第 63 号「特掲診療料の施設基準等」（抜粋）

算定基準
注
1　別に厚生労働大臣が定める施設基準に適合しているものとして地方厚生局長等に届け出た保険医療機関において，がん性疼痛の症状緩和を目的として麻薬を投与している患者に対して，WHO 方式のがん性疼痛の治療法に基づき，当該保険医療機関の保険医が計画的な治療管理及び療養上必要な指導を行い，麻薬を処方した場合に，月1回に限り算定する．
2　当該患者が 15 歳未満の小児である場合には，小児加算として，所定点数に 50 点を加算する．

平成 20 年厚生労働省告示第 59 号「診療報酬の算定方法」（抜粋）

図26　「がん性疼痛緩和指導管理料」の施設基準と算定要件（厚生労働省資料 文献14より引用）

施設基準の場合，先に述べた医薬品や医療材料などのように，毎月のレセプトで細かく査定されることは通常ありませんが，何らかの機会に施設基準を満たしていない状況が発覚すると，遠い過去に遡って返還金が生じることもありえます。従って，診療報酬請求業務を外部委託している病院でも，施設基準に関しては，院内の正規職員による定期的な管理・対応体制を整備しておくことが重要です。

2 指導と監査

健康保険法第73条や国民健康保険法第41条等を根拠にして，都道府県や厚生労働省関連の行政職員が，集団的に，あるいは個別に，保険医療機関および社会保険医療担当者に対して各種対応の周知徹底を図ることを「指導」と言います。もともと，保険診療において「診療報酬が支払われる条件」は，「保険医が保険医療機関で関係法律を守り，療養担当規則を遵守して，医学的判断のもと実施した診療行為等に対して『診療報酬点数表』に基づいた請求を行った場合」とされています（表8）。第10章（医事業務[2] レセプト関連業務）および本章でも説明している「診療報酬点数表」の遵守以前の問題として，実に多くの諸要件（特に，法律に関して）がついていることを再確認してください。例えば，医師法の中には，第17条（医師でないものの医業禁止）や第20条（無診察の診療・診断書記載・処方箋発行の禁止），第24条（診療後の遅滞ない診療録記載・5年間の診療録保存）などの重要法規が含まれており，この種の法令に反すると「保険医」の資格そのものに行政処分が下されかねません。すなわち，ここで言う「指導」とは，表8に示すような要件を全て網羅した，保険医および保険医療機関への「周知・徹底」だと考えてください。

実際の指導形態としては，指導対象となる保険医療機関または保険医等を一定の場所に集めて講習などの方式で行う「集団指導」のほか，指導対象となる保険医療機関を一定の場所に集め個別に簡便な面接懇談方式で行う「集団的個別指導」，指導対象

表8　診療報酬が支払われる条件

1. 保険医が
2. 保険医療機関で
3. 関係法律（医師法・医療法・薬事法等）を守り
4. 療養担当規則を遵守して
5. 医学的判断のもと
6. 「診療報酬点数表」に基づいた請求

となる保険医療機関を一定の場所に集めるか又は当該保険医療機関で個別に面接懇談方式で行う「個別指導」などがあります。また，個別指導の特殊な例として，都道府県・地方厚生局・厚生労働省の3者が一堂に介して実施する「共同指導」や，その対象を臨床研修病院等の基幹病院や特定機能病院とする「特定共同指導」も存在します。特に，特定共同指導では，総勢30人近い行政関係職員が病院を訪れ，2日間にわたる大がかりな指導を行います。なお，個別指導や共同指導，特定共同指導では，指導結果として「概ね妥当」，「経過観察」，「再指導」，「要監査」のうちいずれかの判定が下されます。前二者ならば良いのですが，「再指導」となればその名のとおり，再度「指導」が実施されることとなります。さらに，施設基準等を含め，保険診療ルールが遵守されていない状況が常態化していると判断されれば，多額の返還金を求められることになりますので，病院の管理者は「重大なイベント」として認識しておくことが必要です。

　一方，「指導」ではなく「監査」という用語があります。こちらは，健康保険法第78条や国民保険法第42条の2など，指導とは異なる法的根拠のもと実施される行政対応です。多くの場合，内部告発や指導等による重大違反の発覚を機に，出頭命令や立入検査等を通じての「行政処分」が前提となる厳しいものとなっています。実際，監査の結果，「保険医療機関の取り消し」処分などを受けると，病院そのものの存続が危ぶまれます。病院管理者にとって，「監査」となることだけは絶対に避けなければなりません。

　そのほか，先に述べた各種施設基準の届出がある保険医療機関を対象に，原則として年1回，受理後6カ月以内を目途に行われる「適時調査」があります。本来であれば，その規定に従い，受理後速やかに実施されるべき調査なのですが，多くの都道府県でこれまで十分な対応がなされてきませんでした。そのため，2016年から，調査方法の標準化が図られるとともに，2～3年間隔で全ての病院に対して調査が行われる方針となりました。病院の事務職員の中には，個別指導や共同指導，特定共同指導などは一部の特殊な病院にのみ入ると勘違いしている者もいますが，適時調査に関しては，より身近なものとして意識しておくことが大切です。

3 診療録記載の重要性

　施設基準の要件には，**表9**に示すように，病院の人員体制や個人の資格等を求めるものから，診療プロセスを一定程度規定するもの，そして，治療成績等のアウトカムを求めるものまであります。その中で，診療プロセスを規定しているものに関しては，通常，その根拠（証拠）を「記録」として残すことが求められます。そのため，委

表9 施設基準の要件

1. 体制
    人員数・職種の限定
    勤務条件(専従・専任・兼任・常勤・非常勤)
    資格(認定資格・研修)
2. プロセス
    業務の限定・委員会・カンファレンス・ラウンド
    説明と同意・報告書作成
3. アウトカム
    成績(在宅復帰率・ADL改善率・要約完成率)

員会やカンファレンス等の実施記録や，患者さんへの説明内容を記載した診療録等が重要になりますが，この種の対応には医療従事者の協力が必要です。実際，きちんとした記録が残されていないと，個別指導や適時調査などで現場対応者が冷や汗をかくことになりますので，医師を含む医療従事者と事務職員の共通認識が大切です。

　診療録(カルテ)記載が保険請求の算定要件となっている医学管理料等は数多くあります。その中には，「特定疾患療養管理料」における「管理内容の要点記載」といった比較的簡便な要件から，「在宅療養指導料」にように，「医師は診療録に保健師又は看護師への指示事項を記載し，保健師又は看護師は患者ごとに療養指導記録を作成し療養指導記録に指導の要点，指導時間を記載する」という複雑なものまであります。得てして，看護師ほかのメディカルスタッフは真面目に記録を残しますが，医師の中には保険診療の仕組みや個別指導等の意味を十分理解していない者もいて，必要な記録が記載されていない(残されていない)診療録もよく見かけます。最近は，医師事務作業補助者が診療録の代行入力を行う機会も増えていますが，施設基準の算定要件となる記録等が確実に残されるように，事務部門として支援することが大事です。ただし，診療録の代行入力に関しては，担当医の確認・承認が必要となることは言うまでもありません。一例をあげれば，「悪性腫瘍特異物質治療管理料」では「腫瘍マーカー検査の結果と治療計画内容の要点」記載が求められています(図27)。従って，保険診療担当の事務職員であれば，図27下段のような診療録記載が同管理料の算定には必要であることの周知徹底を図るとともに，医師事務作業補助者等の有効活用などを検討すべきです。さらに，電子カルテシステムの中で，より簡便に記録が残せるようなテンプレート等の作成も期待したいところです。ただし，担当医が血液検査(腫瘍マーカー)をオーダした際に，同管理料が自動算定されるような仕組みを作っては

いけません。実際，そのようなシステム対応を行う病院には，個別指導などで非常に厳しい指導がなされることがよく知られています。

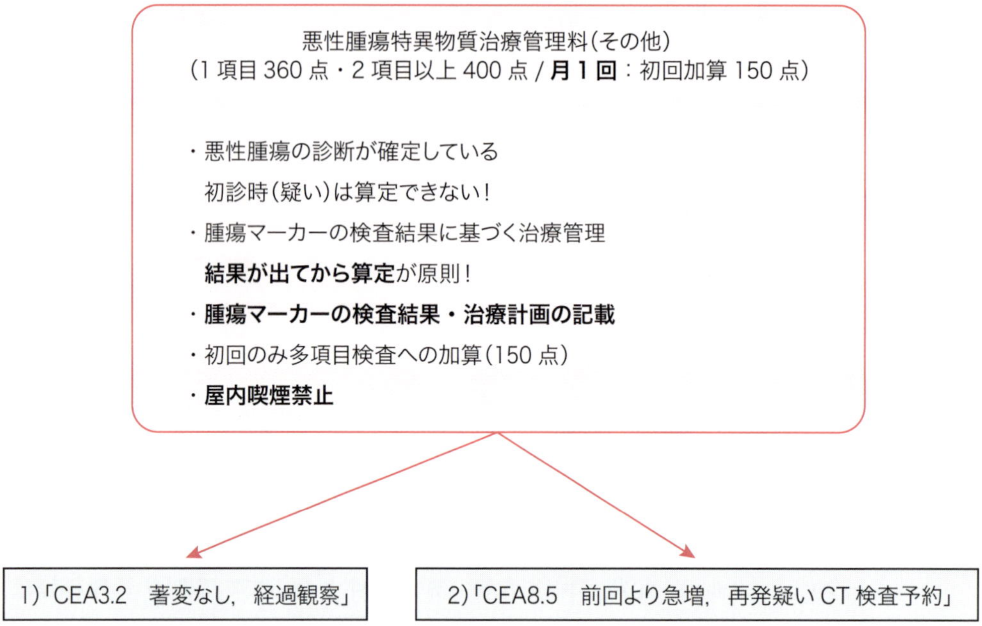

```
┌─────────────────────────────────────────────┐
│     悪性腫瘍特異物質治療管理料(その他)              │
│ (1項目 360点・2項目以上 400点 / 月1回：初回加算 150点) │
│                                             │
│ ・悪性腫瘍の診断が確定している                    │
│   初診時(疑い)は算定できない！                    │
│ ・腫瘍マーカーの検査結果に基づく治療管理            │
│   結果が出てから算定が原則！                      │
│ ・腫瘍マーカーの検査結果・治療計画の記載           │
│ ・初回のみ多項目検査への加算(150点)               │
│ ・屋内喫煙禁止                                  │
└─────────────────────────────────────────────┘
```

| 1)「CEA3.2　著変なし，経過観察」 | 2)「CEA8.5　前回より急増，再発疑い CT 検査予約」 |

図27　「悪性腫瘍特異物質治療管理料」の算定要件と診療録記載の一例

コラム11　保険医療機関の指導・監査等の実施状況[16]

　　　厚生労働省による2015年度報告によれば，全国の保険医療機関等で，(歯科と薬局を除く)医科の個別指導が1,566件行われ，適時調査は2,561件，監査は37件に実施されました。そのうち，保険医療機関等の指定取消(指定取消相当を含む)が10件，保険医等の登録取消(登録取消相当を含む)が7人でした。なお，保険医療機関等の指定取消のきっかけは，保険者や医療機関従事者，被保険者等からの情報提供が20件とのことです。また，返還金額は，指導によるものが45億1,089万円，適時調査によるものが76億3,351万円，監査による返還分が2億9,297万円でした。返還金総額は124億3,737万円となりますが，総額としては，ここ3〜4年，120〜140億円で推移しているようです。地域の基幹病院が1年間で稼ぐ収益相当額が，厚生労働省というか，保険者等に返還されている事実は知っておくべきです。

第12章 医事業務（4） 診療補助・医療秘書業務

1 事務職員による「診療補助」の意義

　最近，医師の「働き方」が中央（国）でホットな話題となっています。その背景には，日本人の「働きすぎ？」にともなう過労死の問題があるのでしょうが，職種ならびに職位に応じた適正な勤務環境管理がなされるべきです。第7章（人事・労務管理・福利厚生）の図13に記載がありますが，医師（常勤勤務医）の勤務時間（平均）は週55時間48分とされています。診療科による違いは当然ありますが，約40～50％の医師は，1週間に60時間以上の勤務を行っているということになります。第7章でも言及したように，医療従事者の勤務環境は極めて特殊であり，夜間に16時間勤務を行う看護師や，十数時間連続して手術に入る外科系医師などが存在します。そのような特殊環境にある医療従事者を，病院事務職員がどのようにサポートできるか検討することは，医療安全の推進や医療の質向上を図る上でも極めて重要です。とはいえ，事務職員は，医療（類似）行為ができませんので，どういった領域で医療従事者の診療補助が可能なのか具体的に議論することが望まれます。

　2010年に，厚生労働省から「チーム医療の推進に関する検討会」報告書[17]が出されましたが，「事務職員等」の項目には，「書類作成等（診断書，意見書，紹介状の作成等）に関する業務支援として，医療クラークの量の確保と質の確保を求める」という一文が記されています。また，医療クラークのみならず，看護業務等を補助する看護補助者や，他施設と連携を図りながら患者の退院支援等を実施する医療ソーシャルワーカー（MSW），医療スタッフ間におけるカルテ等の診療情報共有を推進する診療情報管理士，検体や諸書類・伝票等の運搬業務を担うポーターやメッセンジャーなどを，病院内で有効活用することを推奨しています。

　そういった視点で臨床現場を俯瞰すると，各外来の受付にいる事務職員は，窓口での応対や電話対応などを行うほか，担当医や看護師等との連絡調整役も担っています。また，医療クラーク（後述する「医師事務作業補助者」）が診療録の代行入力を実施する施設も増えてきました。採血スピッツ（採血管）や伝票類などは，当然のようにメッセンジャーや事務職員が臨床検査室ほかへと運んでいます。そのほか，地域連携室では，開業医からの依頼電話を事務職員が受け取り，担当医の外来受診予約を代行するとともに，FAX等で送られてきた紹介状などのスキャン対応にあたっています。他

の施設へCTやMRI画像などを送る際には，放射線部で作成されたCDやDVD等を，患者さんに手渡すか郵送するといった作業を事務職員が行っています。多くの病院で診療録は電子化されていますが，退院時サマリーの内容チェックやクリニカルパスの管理等には，診療情報管理士が深く関わっています。さらに，病院の入口付近にある「患者相談窓口」では，MSW（多くは社会福祉士）が患者さんの経済的問題に対する相談や退院支援などに携わっています。おそらく，地域の基幹病院であれば，上述したような風景は当たり前のことと認識されているはずです。

　最近の流れとしては，医療チームの一員として，病院の事務職員が各部門・部署等に専任化・専従化できるかが問われています。例えば，診療報酬請求における「感染防止対策加算」の施設基準では，医師，看護師，薬剤師，臨床検査技師等の専従・専任配置を求めています。しかし，その種の専門的業務を少ないメンバーでより効率的に行うためには，医療従事者が事務的作業に多くの時間を費やすことは避けたいところです。実際，国や都道府県，または地域の医療機関等から数多くの情報を収集し，それらを整理したのちに，病院内の職員に情報発信することが感染対策チームには求められます。また，委員会やカンファレンス等の開催通知や，委員への出欠確認，議事録作成，稟議書の提出など，実に多くの事務的作業が存在します。当該部門に専任事務職員が不在のため，その種の業務を全て看護師（感染管理認定看護師）が行っている病院が全国にどれほど多いことか，病院事務職員はもっと認識すべきです。多くの病院には，先に述べた4職種からなるICT（Infection Control Team：感染対策チーム）が存在しますが，是非ともその中に，事務職員が積極的に参加していくことが望まれます。現在，感染対策のほか，医療安全管理，栄養管理，褥瘡管理，緩和ケア対応等でチーム医療が展開されている施設も多いかと思われますが，事務職員の専任・専従配置を検討することで医療チームの「総合力」が向上することを願っています。

2 医師事務作業補助者

　医師の長時間労働および事務的作業等の多さが医療の質低下につながることを危惧して，「チーム医療の推進」が2000年前半頃から叫ばれるようになりました。その結果，厚生労働省ほかに各種検討委員会が設置され，医療関連の事務的作業をサポートする職種として，「医療クラーク」という名称（通称）が世に出現しました。しかし，2008年度の診療報酬改定で「医師事務作業補助体制加算」という名称のもと保険収載されたことから，その後は，「医師事務作業補助者」または「医師事務作業補助職」という呼称がよく用いられています。

　そもそも，事務系部門には，「総務」の専門家として「秘書」という呼称がありまし

た。名称の由来は中国にあるとされていますが，明治中期から大正時代にかけて，金融機関の発展にともない通称化したようです。また，1880年頃にはタイプライターが出現し，その後，各種業務において，ワープロ入力が当たり前になったことで当該業務が確立したものと考えられています。一方，医療界では，「教授秘書」や「医局秘書」と呼ばれる職員は以前からいましたが，医療業界で各種業務の電子化（レセプト業務のオンライン化や電子カルテ化など）が進むにつれ，事務職員に代行処理を委ねたい日常業務が病院にあふれ出し，当該業務への事務職員の需要が高まったものと思われます。

「医師事務作業補助者」という名称が新たに登場した背景には，従前の，いわゆる医局秘書やレセプト業務を担う医療事務職員とは異なる職種だと現場認識させる配慮があったように感じます。実際，「医師事務作業補助体制加算」の施設基準（算定要件）には，「医師（歯科医師を含む）の指示のもとに，（1）診断書などの文書作成補助，（2）診療記録の代行入力，（3）医療の質の向上に資する事務作業，（4）行政上の業務を行う」ことを原則に算定できると記されています。また，外来窓口での受付対応や診療報酬請求業務，看護補助業務などは行ってはいけないとの付記もあって，最初の頃は，現場でも混乱があったように覚えています。既に同加算の新設から9年以上が経ち，当初は一般急性期病院を対象としていたものが，2016年度には特定機能病院や精神病院，療養型病床でも算定が可能になったほか，配置基準に基づく点数も経年的に引き上げられています（**図28**）。医療費の抑制が何かと議論されがちな昨今，「医師事務作業補助体制加算」については優遇されている印象もあり，国が「医師の勤務環境改善」を真剣に考えていることの表れとも思われます。

第12章 医事業務(4) 診療補助・医療秘書業務

平成28年度診療報酬改定

医療従事者の負担軽減・人材確保について①

医師事務作業補助体制の評価①

▶ 医師事務作業補助体制加算1の評価を引き上げるとともに,医師の指示に基づく診断書作成補助・診療録の代行入力に限り,業務の場所を問わず「病棟又は外来」での勤務時間に含める.

【医師事務作業補助体制加算1】

現行		改定後	
医師事務作業補助者の配置	点数	医師事務作業補助者の配置	点数
15対1	860点	15対1	870点
20対1	648点	20対1	658点
25対1	520点	25対1	530点
30対1	435点	30対1	445点
40対1	350点	40対1	355点
50対1	270点	50対1	275点
75対1	190点	75対1	195点
100対1	143点	100対1	148点

[施設基準](業務の場所)
医師事務作業補助者の業務を行う場所について,8割以上を病棟又は外来とする.**なお,医師の指示に基づく診断書作成補助及び診療録の代行入力に限っては,当該保険医療機関内での実施の場所を問わず,病棟又は外来における医師事務作業補助の業務時間に含める.**

平成28年度診療報酬改定

医療従事者の負担軽減・人材確保について②

医師事務作業補助体制の評価②

▶ 20対1補助体制加算について,25対1,30対1,40対1補助体制加算の施設基準と同様の基準に緩和し,75対1,100対1補助体制加算については,年間の緊急入院患者数の要件を「100名以上」から「50名以上」に緩和する.

現行	改定後
【20対1補助体制加算】 [主な要件]15対1と同様の施設基準 ・第三次救急医療機関,小児救急医療拠点病院,総合周産期母子医療センター設置医療機関 ・年間緊急入院患者数800名以上 【50対1,75対1,100対1補助体制加算】 [主な要件] ・年間緊急入院患者数100名以上	【20対1補助体制加算】 [主な要件]**25対1,30対1,40対1と同様の施設基準** 15対1の施設基準を満たしている,又は以下の要件を満たしていること ・災害拠点病院,へき地医療拠点病院,地域医療支援病院 ・年間緊急入院患者数 200名以上又は全身麻酔手術件数年間800件以上 【50対1,75対1,100対1補助体制加算】 [主な要件] ・年間緊急入院患者数100名以上(**75対1及び100対1補助体制加算については50名以上**)

▶ 50対1,75対1,100対1補助体制加算の対象として,**療養病棟入院基本料**及び**精神病棟入院基本料**を追加する.
▶ **特定機能病院入院基本料(一般・結核・精神)**について,特定機能病院として求められる体制以上に勤務医負担軽減に取り組む医療機関を評価するため,**医師事務作業補助体制加算1**に限り,要件を満たす場合に算定可能とする.

図28 2016年度診療報酬改定による「医師事務作業補助者」の算定拡大・要件拡大(厚生労働省資料 文献18より引用)

3 診療支援のためのロボット・AI活用と看護師が行う特定行為

　近年，医療従事者の勤務環境改善ならびに生産性の向上を図るために，医師には，「専門的」かつ「人的（機械では置き換えられない）」業務に特化してもらうという方向性が国から示されています。具体的には，診療支援・介護支援のロボット活用や，いわゆるAI（Artificial Intelligence）の利活用が推奨されています。実際，診療プロセスの切り口として，「患者との合意形成」や「方針決定」，「診断」，「メディカルリファレンス（文献参照・データ分析）」，「測定（データ分析）」，「医療記録（電子カルテ）」，「医療事務（文書作成）」等がありますが，このうち，方針決定や診断，メディカルリファランス，測定などの分野では，AIが十分利用できる余地があると考えます。しかし，「診断」一つをとっても，コンピュータが推奨する科学的？診断を，最終承認するのは医師の責任であることは当面変わらないと思います。その一方で，医療記録や医療事務に関しては，医師の業務負担割合を今まで以上に減らし，医療クラーク（あるいは医師事務作業補助者）などに業務移譲していくことが望まれます。また，患者さんとの合意形成過程では，看護師の役割がますます高まるものと思われます。さらに今後は，「人生の最終段階における医療の決定プロセス」において，患者・家族のより積極的な参画が必要になるはずです。

　「ロボット」に関しては，現在，内視鏡外科領域において，手術時の鉗子操作精度を上げる「ダ・ヴィンチ」がよく利用されています。人の手による「ブレ（震え）」を制御し，より繊細な操作が可能な手術支援機器として有名ですが，保険診療で行うことが可能な治療は，現時点で「腹腔鏡下前立腺悪性腫瘍手術」と「腹腔鏡下腎悪性腫瘍手術」に限られています。そのほか，ロボットと聞いて思いつくものには，身体が不自由な方の生体電位信号を読み取って動作するパワードスーツ「HAL（Hybrid Assistive Limb）」や，介護・福祉系施設で試行的に利用されている「介護支援ロボット」などがあります。実際，介護系施設や福祉系施設などでは，介護従事者の業務負担軽減や利用者とのコミュニケーション支援を目的とした種々のロボット機器が試行的に使われだしています。

　看護師が行う「特定行為（あくまで診療の補助として行う特定の医行為）」に関しては，これまでにも種々の議論がありましたが，最終的には，2014年の「保健師助産師看護師法」の改正により「特定行為に係る看護師の研修制度」が創設されたことで今に至っています。現在，図29にある21区分・38項目が認められ，2017年8月現在，全国29都道府県の54機関（大学病院4施設，一般病院28施設，その他大学等22施設）が指定研修機関となっています[19]。在宅医療等を含む，少子超高齢社会の国民ニー

ズに応えていくためにも，看護師に期待される業務範囲はますます拡大していくものと思われます。

コラム12　学会・研究会等への参加

　　医療従事者にとって「生涯学習」は当然のことであり，その過程において，各種団体が主管する学会や研究会等に参加することはごく普通のことです。実際，一般的な医師であれば，複数の学会や研究会に入会していることが珍しくありません。学会や研究会等の種類や規模にもよりますが，通常，数千円から1～2万円の年会費を必要としますので，家計への負担もそれ相応のものはありますが，全国あるいは世界の同業者が今どんなことを考えているのか，何か新しい知見はないか，一堂に集まって意見交換することを楽しみに，その種の会に参加する医療関係者は数多く存在します。また，多くの学会で「学会誌」等が定期的に刊行されていますが，それに投稿し掲載されることになれば，後世まで自身の主張が文書として残ることとなり，そこに一種の喜びを抱くことも専門職種の特徴としてあるように思われます。

　　そういった意味では，病院の事務職員に対して，その種のモチベーションを抱かせることの難しさを感じます。実際，上層部の理解というよりは，職員の意識の個人差が大きいように思われます。いずれにせよ，費用負担の問題はありますが，事務職員として現在関係している業務の質を高めるためにも，その種の会へ積極的に出かけ，さまざまな人の意見を聴くことが重要であることは間違いありません。

特定行為及び特定行為区分（38行為21区分）

特定行為区分	特定行為	特定行為区分	特定行為
呼吸器（気道確保に係るもの）関連	経口用気管チューブ又は経鼻用気管チューブの位置の調整	創傷管理関連	褥瘡（じょくそう）又は慢性創傷の治療における血流のない壊死組織の除去
呼吸器（人工呼吸療法に係るもの）関連	侵襲的陽圧換気の設定の変更		創傷に対する陰圧閉鎖療法
	非侵襲的陽圧換気の設定の変更	創部ドレーン管理関連	創部ドレーンの抜去
	人工呼吸管理がなされている者に対する鎮静薬の投与量の調整	動脈血液ガス分析関連	直接動脈穿刺法による採血
	人工呼吸器からの離脱		橈骨動脈ラインの確保
呼吸器（長期呼吸療法に係るもの）関連	気管カニューレの交換	透析管理関連	急性血液浄化療法における血液透析器又は血液透析濾過器の操作及び管理
循環器関連	一時的ペースメーカの操作及び管理	栄養及び水分管理に係る薬剤投与関連	持続点滴中の高カロリー輸液の投与量の調整
	一時的ペースメーカリードの抜去		脱水症状に対する輸液による補正
	経皮的心肺補助装置の操作及び管理	感染に係る薬剤投与関連	感染徴候がある者に対する薬剤の臨時の投与
	大動脈内バルーンパンピングからの離脱を行うときの補助頻度の調整	血糖コントロールに係る薬剤投与関連	インスリンの投与量の調整
心嚢ドレーン管理関連	心嚢ドレーンの抜去	術後疼痛管理関連	硬膜外カテーテルによる鎮痛剤の投与及び投与量の調整
胸腔ドレーン管理関連	低圧胸腔内持続吸引器の吸引圧の設定及び設定の変更	循環動態に係る薬剤投与関連	持続点滴中のカテコラミンの投与量の調整
	胸腔ドレーンの抜去		持続点滴中のナトリウム、カリウム又はクロールの投与量の調整
腹腔ドレーン管理関連	腹腔ドレーンの抜去（腹腔内に留置された穿刺針の抜去を含む）		持続点滴中の降圧剤の投与量の調整
ろう孔管理関連	胃ろうカテーテル若しくは腸ろうカテーテル又は胃ろうボタンの交換		持続点滴中の糖質輸液又は電解質輸液の投与量の調整
	膀胱ろうカテーテルの交換		持続点滴中の利尿剤の臨時の投与
栄養に係るカテーテル管理（中心静脈カテーテル管理）関連	中心静脈カテーテルの抜去	精神及び神経症状に係る薬剤投与関連	抗けいれん剤の臨時の投与
			抗精神病薬の臨時の投与
栄養に係るカテーテル管理（末梢留置型中心静脈注射用カテーテル管理）関連	末梢留置型中心静脈注射用カテーテルの挿入		抗不安薬の臨時の投与
		皮膚損傷に係る薬剤投与関連	抗癌剤その他の薬剤が血管外に漏出したときのステロイド薬の局所注射及び投与量の調整

図29 看護師が行う特定行為（厚生労働省資料 文献20より引用）

第13章 地域連携室

1 地域連携室の役割と変遷

　最近は，医療機関（病院）の中に「地域連携室」という部署（または部門）が当たり前のように存在します。しかし，歴史的には，終戦後，「医療法」を基盤に医療機関の量的整備が急がれ，1985年の「第一次医療法改正」，1992年の「第二次医療法改正」のもと，医療計画制度の導入や特定機能病院・療養型病床群の制度化などが進められた国家戦略としての背景（医療環境）があります。その後，1997年の「第三次医療法改正」で，「診療所への療養型病床群の設置」と「地域医療支援病院制度の創設」がなされたことで，「地域連携室（地域医療連携室）」という言葉が誕生したものと考えます。なお，地域医療支援病院とは，「かかりつけ医」等への支援を重視して紹介患者への医療提供体制を強化するとともに，医療機器の共同利用や病床の開放化，救急医療の提供，地域の医療従事者向け研修会の開催などを積極的に行う病院（原則，200床以上）への認証呼称です。その承認要件の中で最もハードルが高いのが，他の医療機関からの紹介患者比率（紹介率）が80％を上回ること，または紹介率が60％を上回りかつ逆紹介率が30％を上回ること，または紹介率が40％を上回りかつ逆紹介率が60％を上回るという条件でした。当時より，地域医療支援病院には診療報酬上の優遇措置が取られていたことから，全国各地の病院で，患者集客のための営業部門として「地域連携室」が大きく動き出しました。

　地域連携室の主な役割は，自院と他院・他施設とをつなぐことです。具体的には，患者さんがスムーズに医療機関へ受診・入院できるように，また，医療機関から速やかに退院・転院できるように，外部の医療機関や介護系施設などと連携・調整を図りながら，行政ほかとの関係も良好に構築していく役割を担っています。当然，院外連携をスムーズに行うためには，良好な院内連携環境が欠かせません。従って，地域連携室には，院内連携の推進部署としての役割も期待されます。病院によって部署（または部門）の名称や具体的業務は若干異なりますが，一般的には，外来受診患者（紹介患者）の予約受付に始まり，紹介状・返書等の管理のほか，退院支援や退院調整，開放病床（診療所の先生が病院内で共同診療を行うことができる施設承認）に関する事務的対応，地域連携パスの運用支援などに関与しているはずです。

　先に述べた「地域医療支援病院」については，期待される役割等は今後も変わらな

いと思いますが，2006年に紹介率に関係する加算が一気に廃止されたことで，地域連携室業務の方向性は「前方連携重視」から「後方連携重視」へと大きく転換したように感じます[21]。実際，2008年に，在宅療養を担当する訪問医，訪問看護師，ケアマネジャーらと病院内の医師・看護師の連携を評価する「退院時共同指導料2」や「後期高齢者退院調整加算」が新設されましたが，そのことが，現在の「退院支援加算」重視の方向性へとつながっています。実際，地域連携室における業務内容として，看護師やMSW（社会福祉士）等が深く関与する後方連携業務の割合が増えており，看護部門にとって地域連携室が重要部署の一つとして位置づけられる結果となりました。さらに近年では，各種相談部門と統合して，「患者支援センター」あるいは「医療福祉支援センター」という大きな組織へと名称変更した施設も多いかと思われます。

2　診療実績

病院で働く事務職員には，院内外で報告される「診療実績」等に関して，一定程度の知識と理解が求められます（図30-1・2）。以下に，診療実績の数値を理解する上でのポイントをいくつか記載しておきます。

- **病床稼働率＝（ある日の）入院患者数／病床数×100（％）**
    （例）500床の病院に400人入院していれば80％
- **（平均）在院日数・・・入院患者の（平均）在院期間**
    ＊計算式がいくつかある
    （例）「入院基本料等」の施設基準に係る平均在院日数の算定方法

当該病棟における直近3カ月間の在院患者延日数
（当該病棟における当該3カ月間の新入棟患者数＋当該病棟における当該3カ月間の新退棟患者数）／2

- **病床回転数＝365／平均在院日数**
    （例）平均在院日数が約18日であれば，病床（ベッド）は1年間で20回転する
- **新規入院患者数・・・（年間の）入院患者数**
    ＊再入院患者は別カウントする（例：1人の患者が年間2回入院していれば，新規入院患者数は2人となる）

- 入院患者数(1日平均)×病床回転数=新規入院患者数(年間)
    - (例)1日平均400人の患者が入院して20回転すれば,年間8,000人の新規入院患者数となる
    - (例)平均在院日数が約18日の病院(500床)で,年間平均稼働率を80％に維持するには,500床×80％×(365日／18日)＝8,000人の新規入院患者を確保しなければならない
- (1日あたりの)外来患者数=病床数×1.5〜2.0(人)が一つの目安
    - (例)500床の病院であれば,1日の外来患者数は750〜1,000人が目安
- 紹介率・・・特定機能病院,地域医療支援病院,一般病院ほかで計算式が違っている
- 逆紹介率・・・紹介率と同様に,いくつかの計算式がある

<紹介率計算式>

【特定機能病院の場合】 紹介率(医療法)＝$\dfrac{A+B+D}{C+B}$ 紹介率(診療報酬上)＝$\dfrac{A+D}{C}$

- 紹介率(医療法)
$$=\dfrac{(A)文書による紹介患者数+(B)紹介した患者数+(D)救急用自動車による搬入患者数}{(C)初診患者数+(B)紹介した患者数}$$

- 紹介率(診療報酬上)
$$=\dfrac{(A)文書による紹介患者数+(D)救急用自動車による搬入患者数}{(C)初診患者数}$$

【地域医療支援病院の場合】 紹介率＝$\dfrac{A+E}{C-F-E}$

- 紹介率＝$\dfrac{(A)文書による紹介患者数+(E)緊急的に入院し治療を必要とした救急患者数}{(C)初診患者数-(F)休日・夜間に受診した救急患者数-(E)緊急的に入院し治療を必要とした救急患者数}$

【一般病院の場合】 紹介率＝$\dfrac{A+D}{C}$

- 紹介率＝$\dfrac{(A)文書による紹介患者数+(D)救急用自動車による搬入患者数}{(C)初診患者数}$

(内閣府ウェブサイト 文献22より引用)

第13章 地域連携室

- **手術件数**・・・手術室数によって変化する
    - ＊手術室数×300〜600（件／年）が目安
    - ＊全身麻酔比率は麻酔科医の人数ともリンクする
- **分娩件数**・・・産婦人科の有無による
    - ＊ハイリスク分娩の比率にも注目する
- **救急車搬送件数**・・・地域人口×0.04（人／年）の救急車搬送件数に占めるシェアは？
- **（外来・入院）診療単価＝（外来・入院）収益／（外来・入院）延患者数**
    - ＊一般に在院日数が短くなると入院診療単価は高くなるが，病床稼働率は低くなる

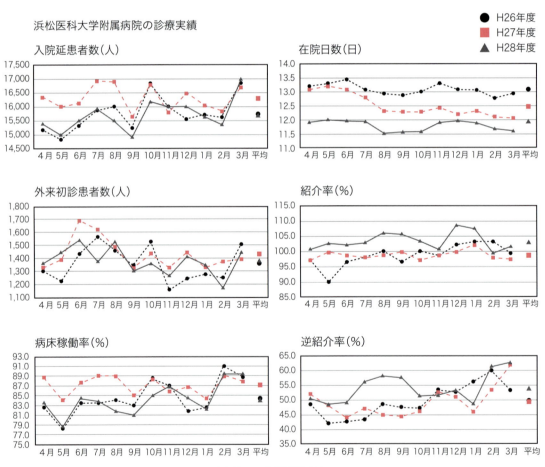

図30-1　診療実績（1）

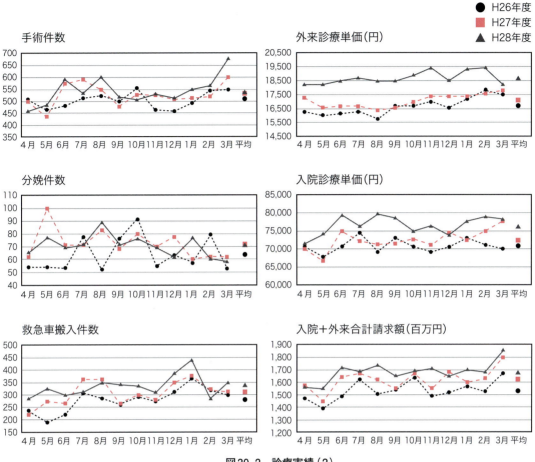

図30-2　診療実績（2）

3　広告と広報

　医療に関する「広告」の発信に関しては，医療法による一定の規制が以前からありました。その背景には，患者さんへの虚偽あるいは不適切な情報提供によって，不利益を与えないようにするという考えがあったものと思われます。実際，「他の病院または診療所と比較して優良である旨の広告をしない」，「誇大な広告をしない」，「公の秩序または善良の風俗に反する内容の広告をしない」といった原則が明記されています。ただし，これまでは，ウェブサイト（ホームページ）は広告ツールの対象外とされていました。しかしながら，近年，美容医療サービス等での相談件数が増えていることなどから，2017年6月14日の厚生労働省発（通知）で「医療に関する広告規制の

見直し」が行われました(図31)。今回は,特に,ウェブサイトへの規制を一部強化した内容となっていますので,担当者は,自院のウェブサイトへの掲載状況について再確認しておくことが望まれます。

　「広告」とは別に,「広報(PR)」という概念があります。結果的には同じような効果が得られますが,費用負担をあまりかけず,時間をかけて,公衆(Public)と良好な関係(Relation)を構築するための持続的な活動がそれにあたります。地域において自院のブランドを構築するためにも,地域連携室が中心となり,積極的な広報活動(公開講座や市民教育など)を展開していくことが求められます。そのほか,地域連携室に期待される業務として,いわゆる「営業活動」があります。「営業」と聞くと,非営利業界の病院職員には違和感があるかも知れませんが,例えば,自院に新しく赴任した医師の紹介や新規治療技術の導入紹介などを,パンフレットや広報誌などで行うとともに各種集まりの場で情報提供していくことは思いのほか重要です。さらに,何曜日にどの先生が外来に出ているのか,学会等で休みの先生は誰なのかといった情報を,開業医の先生方に情報提供することも医療機関(病院)にとって大事な「営業活動」だと考えます。

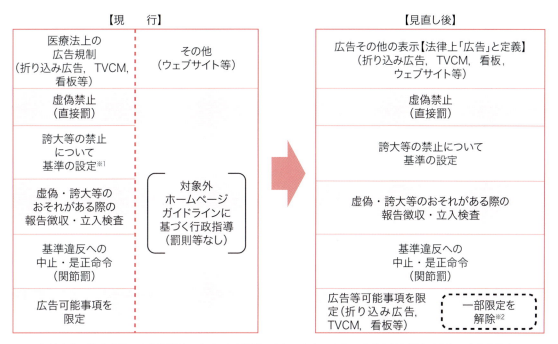

※1 比較広告，誇大広告，客観的事実であることを証明できない内容の広告，公序良俗に反する内容の広告を禁止
※2 患者による医療に関する適切な選択が阻害されるおそれが少ない場合には，省令で限定列挙規制の例外とすることができる．詳細については，医療関係者，消費者代表等を含む検討会においてご議論いただく予定（一定の条件を満たすウェブサイト等を想定）．

図31 医療に関する広告規制（厚生労働省ウェブサイト 文献23より引用）

コラム13 医療施設間の情報共有と情報伝送

　　最近，「地域医療連携ネットワークシステム」という総称で，数多くのICTシステムが全国各地で動いています．その中には，診療所から病院へ検査依頼した患者さんのCTやMRI画像（報告書等を含む）などを，インターネットを介して自施設から閲覧できるスタイルのものや，その種の画像データをCDやDVDに焼き付けることなくインターネットを介して伝送するシステムなどが存在します．これらのシステムに関して，病診連携・病病連携の救世主のように主張する向きもありますが，受益者負担（益を受ける人が費用を負担する）の問題や費用対効果の議論などが常に付きまといます．国からの補助金（ばらまき）で導入されたシステムが，ユーザー費用を集めることで使われなくなった事例も少なくありません．やはり，本当に必要な情報をリーズナブルな費用負担で共有できる仕組み作りが求められます．

第14章 各種相談業務

1　患者相談窓口

　病院を訪れる患者さんは数多くの悩みや疑問等をもっています。例えば，自身または家族の病気のこと，医療費の支払い方法，社会福祉制度等の詳細，そして，転院先施設の情報などに関して，病院内の関係者に聴きたいことは色々あっても，どこの部署の誰に聞いたら良いのかわからないものと思われます。患者さんの視点で言えば，正面玄関を入って直ぐのところに，丁寧な案内掲示や，1カ所に集約化された「よろず相談」窓口があると助かります。実際，最近は，病院正面玄関の傍に案内者を立てて応対するだけでなく，患者相談窓口や患者支援センターといったコーナー（部屋）を用意している施設も増えてきました。

　患者相談窓口を訪れる方々の具体的な相談内容は，医療安全に直接絡んだ問題と各種苦情を含むクレーム等を除けば，医療福祉関係のものがほとんどだと思われます。実際には，医療費・生活費・福祉各法に絡んだ「経済問題」，療養中の問題・制度等の紹介・社会復帰・就労支援に関連した「社会的問題」，医療への不信不安・傷病・障害の適応・家族間葛藤・医療従事者との関係調整・心理的要因といった「心理的問題」，医療の受け方・事務的援助としての「受診受療問題」，疾病・治療や医療処置等に関する「身体的問題」，そして，転院・在宅コーディネート等の「退院支援」などに分類されるようです。なお，一般の急性期病院では，近年，退院支援と経済問題，社会的問題などの相談頻度が高くなっています。

　各種医療相談への対応者として MSW（Medical Social Worker）の存在が知られていますが，もともとは明確な資格等を必要としない職種でした。しかし，最近では，社会福祉士や看護師などが通常，当該業務にあたっています。特に，DPC 対象病院では，在院日数の短縮が病院経営に大きく影響することから，入院後早期から退院支援を行うことが看護業務の中で基本的なケアプロセスになっています。そのほか，管理栄養士が中心となって行う「栄養相談」や薬剤師による「医薬品相談」等の窓口を開設している施設も増えてきました。

2 疾病関連の専門相談

　地域における基幹病院の中には，国や都道府県の承認を受け，特定の診療分野でセンター的な役割を期待されている施設があります。例えば，救命救急センターや災害拠点病院（基幹・地域），がん診療連携拠点病院（都道府県・地域），周産期母子医療センター（総合・地域），難病医療拠点病院，肝疾患診療連携拠点病院，認知症疾患医療センターなどです。それらの施設のうち，がん診療連携拠点病院，難病医療拠点病院，肝疾患診療連携拠点病院，認知症疾患医療センターなどでは，専任・専従の医療従事者（看護師・MSW・PSW [Psychiatric Social Worker：精神保健福祉領域のソーシャルワーカー]など）やコーディネータ等が配置され，当該疾病に特化した各種医療相談が行われています。さらに，この種の医療機関では，一病院としての患者対応だけでなく，地域の関係施設とも連携して地域住民向けの各種啓発活動を行っているはずです。

3 「ご意見箱」と患者満足度調査

　患者さんからの意見や要望等を収集・集約する方法として，いくつかのもの（ツール）が存在します。病院内でよく行われていることは「ご意見箱」の設置であり，各種「満足度調査」の実施です。一般に，人は言いたいことがあっても，相手を目の前にして，あるいは大衆の前で発言することには遠慮しがちです。特に，相手への非難や批判的意見であればなおさらです。皆さんは「サイレント・マジョリティ」と「ノイジー・マイノリティ」という言葉をご存知でしょうか？　前者は「声なき大衆」とか「物言わぬ多数派」，「静かな多数派」という意味で，積極的な発言行為はしないが「大多数」である勢力を指しています。一方，後者は，主張に理論的ないし道義的裏づけが乏しいものの，「声の大きさ」に任せて騒ぐだけの少数者を指し，後述する「クレーマー」と同義語とも言われます。多くの病院では「ご意見箱」が外来や病棟フロアーなどに何気なく？置かれており，クレーマーとは言われたくないものの，その病院の利用者として「一言」言いたい患者さんや家族等が，自由に投函できるツールとしての役割を担っています。当然，「感謝」の意見も多々あるでしょうが，「苦情」の言葉も少なくないはずです。企業の世界では，「苦情をクレームとして捉えず『お客様の声』として経営に生かす」とか，「クレームは会社の財産」という言葉をよく聞きますが，医療の世界で（病院において）同様に解釈することは容易でないかも知れません。しかし，病院内の環境や診療サービスの内容等について「無関心ではない」こ

との証明でもありますので，管理者ならびに幹部職は真摯に「その声」に耳を傾けることが重要です。当然，対応できることとできないことがあるでしょうが，誠意ある回答を，投函者にもわかる形で提示することが大切です。

　いわゆる「患者（利用者）満足度調査」は，色々な部門・部署で，さまざまな機会に行われているかと思われます（図32）。例えば，定期的に実施される「外来満足度調査」や，退院時に回収または投函を依頼する「入院満足度調査」などがあります。多くの場合，「サイレント・マジョリティ」を意識しての対応かと思いますが，少なくとも「無記名」であり，誰が投函したかわからないような仕組みがないと，真の「声」はなかなか聴けないものと考えます。

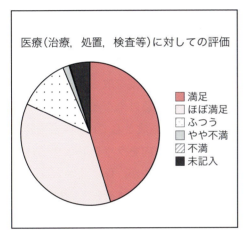
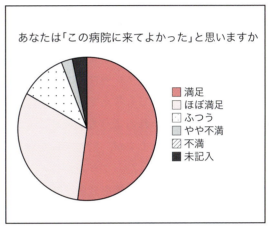
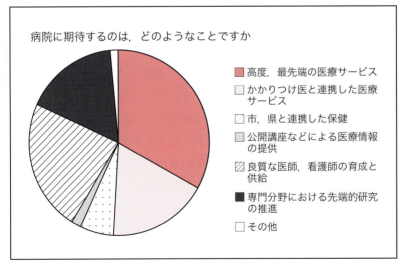

図32　患者満足度調査の一例

4 クレーマー対応と職員暴力対策

　先に述べたように，患者さんの「声」を聴くことはとても大事なのですが，一定の割合で，著しく批判的かつ非難的な主張に終始する人（クレーマー）がいますので，病院として，そのような場合どのように対応するのか決めておくことは重要です。一般的には，他の来院者への迷惑や不安等を抱かせないように，速やかに個室等に誘導して対応することが望まれます。また，その場所（部屋）で対応することを他の職員にも伝え，いざという時の応援体制を確保しておくことも大切です。ただし，「クレーマー＝理不尽・暴言・暴力的」と短絡的に捉えずに，まずは相手の主張を傾聴する姿勢が必要です。最近は，病院で勤務する職員に仲介者（メディエーター）研修を受けさせ，紛争解決に向け適切な応対ができる人材（医療メディエーター）育成に努めている施設も増えています。

　とはいえ，クレーマーが暴言のみならず，暴力的な態度を取ってきた際の対応手順は病院としても考えておくべきです。実際，夜間の救急外来などで，病院の職員が暴力を振るわれるようなことがあってはいけません。施設としての「保安業務」については後述しますが，警察OBを職員として採用し，院内をラウンドさせている病院も増えてきました。プライバシーへの配慮は当然必要ですが，保安面からは，場所を選んで監視カメラ等を設置することも仕方がないのかもしれません。やはり，職員が安心して働けることが最も大切です。

5 虐待対応

　一般に，虐待とは「むごい扱いを受けること」，「暴力を振るわれること」，「冷酷・冷淡な接し方をされること」といったイメージを持たれている方が多いかと思われます。行為的には，身体的虐待や心理的虐待，性的虐待，経済的虐待（金銭的虐待）などがありますが，ネグレクト（養育放棄・無視）なども当然虐待にあたります。対象（被害者）的には，児童虐待，配偶者虐待，高齢者虐待，障害者虐待，人種虐待，動物虐待などがありますが，いずれも，繰り返しあるいは習慣的に行われることで，被害者の身体的ダメージや精神的ダメージを不可逆的なものにしていきます。

　医療機関は，その機能的な側面から，教育機関（学校等）と同様に虐待被害者を（早期に）発見できる場として期待され，法律的にも行政等への通知義務が定められています。しかし，これまでは，「疑いはあるが確信がない（間違っていたら困る）」，「あまり面倒なことに関わりたくない」，「患者（被害者）が否定している」などの理由で，

消極的な対応が取られがちでした。ところが，最近は，児童虐待や配偶者虐待（DV：Domestic Violence），高齢者虐待，障害者虐待などが社会問題化していることもあり，病院内での積極的な対応が改めて求められています。

18歳未満の小児への虐待に関しては，以前から積極的な対応をしている医療機関が少なくありません。実際，救急診療を熱心に行っている病院においては，小児患者の，体幹の複数傷や火傷のあと，身長・体重の発育不良，受傷しにくい部位の骨折などに対し，虐待（マルトリートメント症候群）やネグレクト（育児放棄）などを疑って児童相談所等への通告を行うことは珍しくありません。また，病院によっては，児童虐待等の対策マニュアルや規程類の整備だけでなく，委員会活動や児童虐待防止チーム（Child Protection Team：CPT）による諸活動を通じて，地域の医療機関や行政ほかとの密な連携構築に努めている施設もあります。

その一方で，配偶者虐待（DV）や高齢者虐待，障害者虐待等に対しては，家庭内または施設内での状況が表に出にくいこともあり，医療機関としての介入があまり行われてきませんでした。多くの病院において，「児童虐待対策委員会」等は存在するものの，配偶者・高齢者・障害者等への虐待に関しては，議論ならびに検討する場が少ないように感じます。今後は，病院の事務職員として，救急外来等での早期発見に向けた教育・啓発や患者相談窓口での対応強化などが望まれます。

コラム14　就労支援

病院内には，疾病（病気）にかかったことで，それまでの仕事を解雇されたり，配置換え等の冷遇を受けて悩んでいる患者さんが少なくありません。特に，がん疾患や難病，各種障害等に起因するこの種の相談に対しては，社会労務士などの協力も得た「就労支援」対応が期待されます。結果的に，職場復帰・社会復帰できるケースは少ないかも知れませんが，多くの患者さん（弱者）を抱えている地域の基幹病院では，就労支援に関する患者相談に対しても，積極的に取り組んでいくことが必要です。

第15章 財務・経営管理

1 財務会計

　通常，企業の事業活動には，株主を始め債権者，取引先など数多くの関係者（ステークホルダー）が関与しています。従って，オーナー（管理者）は，ステークホルダーに対して経営状況の説明責任を果たすことが求められます。「会計」は英語でAccountingと言いますが，「説明責任」をAccountabilityと言う所以は，そのようなところにあるとされています。医療機関を「企業」と同様に捉える向きには違和感もあるでしょうが，企業会計には，統一された基準（いわゆる「会計準則」）のもと財務諸表として報告するための「財務会計」と，企業内の業務運営に利用することを目的とした「管理会計」があります。財務会計は一般に，BS（Balance Sheet：貸借対照表），PL（Profit & Loss Statement：損益計算書），CF（Cash Flow Statement：キャッシュ・フロー計算書）から成り，この3つを併せて「基本財務3表」と言います。企業会計について詳細を知りたい方は専門書等をお読みいただければと思いますが，図33に基本財務3表の関係を示しておきます。簡単に言えば，BSは「ある時期の」財務のバランス状況を示し，左側（資産）と右側（負債＋純資産[資本]）の合計金額は同じになります（バランスが取れています）。一方，PLは「一定期間（通常1年間）の」企業活動収支を表しており，最終的に，税金（法人税）を支払ったあとで剰余金が残れば「黒字」，マイナス収支となれば「赤字」ということになります。企業の場合は，純利益から株主等への配当その他が引かれ，残りが剰余金としてBS右下段の純資産に追加されます。CFは単純に「現金の動き」だけに注目した計算書であり，現金（キャッシュ）の残高増減がBS左側の「資産」に反映されます。

　医療機関に企業会計はなじまないとはいえ，病院事務職員として，基本財務3表の知識は最低限必要だと考えます。なお，医療経営（病院会計）においては，医業収益（企業会計で言う「売上高」）と医業費用（企業会計で言うと「売上原価」，「販売費」，「管理費」等）が基本的要素となっています。具体的には，医業収益は入院診療収益と外来診療収益，室料差額，保険外収益などから成り，医業費用は，給与費（人件費），材料費（医薬品費，医療材料費），委託費（メンテナンス・外注人件費），減価償却費，研究研修費，その他の経費等で構成されています（図34）。このように，病院会計には医療界独特の収支構造がありますが，通常，「営業外収益・費用」や「特別収益・費

第 15 章　財務・経営管理

用」はほとんどありませんので，企業会計での「営業利益」＝「経常利益」＝「医業利益」と考えれば良いと思います。

　医業収益に関しては，通常，入院診療収益と外来診療収益が大部分を占めており，第10章（医事業務[2]レセプト関連業務）で述べた「診療報酬請求」に大きく依存している点が病院会計の特徴となっています。また，会計準則では，収益や費用の計上を「発生主義」で行うか「現金主義」で行うかという方法論がありますが，一般的にPLでは前者を採用しています。従って，病院会計で言えば，レセプト請求をした時

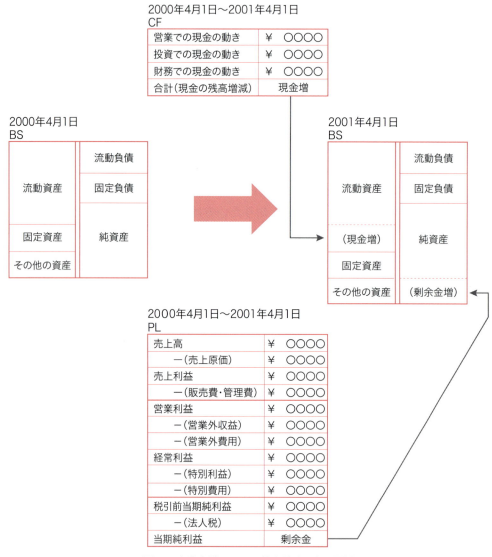

図33　企業会計における基本財務3表の関係

医業収益	医業費用
診療収益	給与費（人件費）
入院・外来診療収益	材料費
他の医業収益（室料差額）	医薬品費
医業外収益	医療材料費
負担金・補助金	委託費
	（メンテナンス・外注人件費）
	減価償却費
	研究研修費
	他の経費（管理費ほか）

図34　医業収益と医業費用

点で（診療月の翌月に）収益として計上することが可能です。しかし，実際には，保険者からの支払いは請求月の翌月となっており，現金主義的には2カ月遅れでキャッシュがフローしています。そのほか，医業収益には，いわゆる「差額ベッド（保険診療で賄われない全額自己負担ベッド）」等からの保険診療外収益が含まれており，民間病院や都会の大病院では比較的重要な収入源となっています。

　医療費用に関しても病院会計にはいくつかの特徴がありますが，その中で最も注目すべき点は「高い人件費率」です。医療業界において，人件比率は医療機関の経営状況を最も端的に表す指標として有名ですが，施設によって40〜60％ほどの開きが通常あります。もともと医療は労働集約的な産業でもあり，人的資源が医療の質を左右するとされていますが，経営的には50％程度までに押さえておきたいところです。なお，費用比率の定義として，分母を医業収益とする場合と医業費用とする場合がありますが，ここでは前者（対医業収益比率）を用いています。そのほか，材料費（医薬品費・医療材料費）比率が20〜25％，委託費比率が10％弱，その他の経費（管理費等）比率が10〜15％程度の病院が多いかと思われます。材料費の中には，保険診療で請求が可能な医薬品や医療材料もありますが，保険請求できない衛生材料（ガーゼなどの消耗品）等も少なくありません。また，委託費のうち外注人件費に関しては，正規職員が当該業務を行うと人件費に計上されるという矛盾もあります。さらに，医療機関では，研究研修費として職員の教育等への必要経費が一定程度かかります。その上，後述する減価償却費なども，PLでは費用計上することが求められますので，「医業収益＞医業費用」とすることの厳しさを感じます。実際，500床規模の病院で医業収益が100億円程度の場合，人件費が55億円，材料費が25億円，委託費10億円，その他の経費（研究研修費や減価償却費を含む）が8億円であれば，医業利益は2億円

（医業利益率2%）となります．しかし，そのように自前で黒字を出している病院ばかりではなく，「減価償却費」を除いて，やっとトントンだとする施設が大多数かと思われます．特に，自治体病院を含む多くの公的病院では，単純収支は「赤字」であることが少なくなく，各種交付金や補助金などの補填でかろうじて経営が成り立っている状況があります．

　財務会計の話はこのあたりで終えますが，病院を一つの「職場」として考えれば，当然，6月と12月には賞与（ボーナス）の支払いが必要になります．また，医薬品や医療材料等の購入にあたっては，緊急時のことを考えると一定量の在庫保管が必要であり，年に1,2回のまとめ買いなども行われます．従って，現実的には，PLよりもCSに目を光らせていくことが大事であり，資金ショート（会計上は黒字でも手元に現金が残らず必要な支払いができない状態）が続けば，民間病院では施設の存続すら危ぶまれることになります．次の「管理会計」で詳述しますが，収益だけでなく利益にも注目し，どれくらいの患者さんを診ないと黒字にならないのか，費用割合はどの程度なのかといったことを，いつも意識しておくことが重要です．

2 管理会計

　管理会計は，財務会計とは異なり，関係者（ステークホルダー）向けに報告または公開することを前提としていません．あくまで，自施設の事業や業務運営を効率的かつ有効に機能させるための会計手法です．従って，会計準則などの厳しいルールを遵守する必要はなく，自施設の状況に沿ったローカルルールを使用しても構いません．ただし，現場で働いている職員向けに説明する際，一定の納得感が得られるものであり，そこで示された数値（指標）がある程度現実的であることが望まれます．ここでは，「損益分岐点」と「原価計算」に関して簡単に解説します．

　損益分岐点の考え方については図35を参照してください．先に「財務会計」の項でも触れたとおり，「人件費率」の高低は病院経営に大きく影響しますが，人件費のように，何人の患者さんを診ようが病床稼働率が何％であろうが定常的にかかる費用を「固定費」と言います．人件費以外では，委託費や減価償却費などが通常固定費に相当します．一方，患者さん一人当たり，あるいは1ベッド当りに必要な費用を「変動費」と言います．例えば，医薬品や医療材料などの費用は，受療患者数が増えると概ねそれに連動して増加します．それら固定費と変動費の関係を図35のように図示してみると，あるポイント（一定の入院患者数・病床稼働率・診療報酬総額など）を超えたところで「利益」が生じるのがわかります．これが「損益分岐点（BEP：Break Even Point）」の概念であり考え方となります．時に，「当院は人件費（人件費率）が

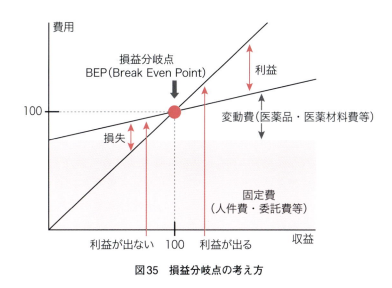

図35　損益分岐点の考え方

高いから病床稼働率が90％を超えないと赤字になる」といった話を聞きますが，まさにそういった捉え方が，損益分岐点を意識した病院運営アプローチにつながります。

　管理会計の手法にはさまざまなものがありますが，比較的容易に理解できる「損益分岐点」とは異なり，「原価計算」を病院内で有効活用することは必ずしも容易でありません。そもそも「原価計算」とは，その名の通り，製品やサービス等の原価を計算することですが，製品の製造過程一つをとっても，原材料費だけでなく，人件費，管理費，水道光熱費などを紐づける作業は困難を極めます。一般に，病院会計における原価計算では，その切り口として，「部門別」，「診療科別」，「行為別」，「疾患別」などが考えられます。一例として，「胃がん手術」という行為別の原価計算を行う場合，まずは手術行為にともなう収支項目の定義づけが必要となります。具体的には，手術料と麻酔料（管理料等を含む）のほか，手術中に使用した医薬品・医療材料等の診療報酬請求額を「収入」として定義します。次に，「支出」である「費用」の計算が必要なのですが，これが思いのほか困難です。例えば，当該手術のみで使用した医薬品や医療材料等に関しては，病院としての購入費用がある程度わかるものと思われます。しかし，複数の患者で利用する医療機器や，ガーゼなど保険請求ができない消耗品などに関しては，費用計算が必ずしも容易でありません。また，麻酔科医や外科医，看護師ほかの人件費をどう紐づけるのか，さらに言えば，手術室の水道光熱費などをどう按分（病院全体での費用しかわからないものを，一定のルールで割り振ること）するかといったことも問題になってきます。多くの病院では，そのような複雑な作業過程の中で原価計算自体を諦めたり，中途半端な結果への職員からの反発を受け頓挫す

るといった状況をよく見かけます。

　現場職員が納得する原価計算を行うためには，まずは，確実に直課（直接の紐づけ）可能な費用を集計し，その後の分析プロセスを慎重に検討するといった姿勢が重要です。実際，医薬品や医療材料等の費用（変動費）は直課しやすいはずですから，先に述べた「収入（診療報酬請求額）」からその種の変動費を除いた「限界利益」を算出し，その額がどのような状況・傾向にあるのか検討することも有益だと考えます。限界利益は当然，真の原価計算（利益）とは異なりますが，限界利益で人件費や管理費，水道光熱費などを賄えるのか？といった視点で分析すれば良いものと思います。なお，原価計算において，診療科間・部署間の比較はあまり「熱心に」行わない方が良いと考えます。そもそも，医師の勤務環境等には診療科間の違いが相当あります。長時間の手術を行う心臓血管外科の診療部長に対して，高額な医療材料をそれほど使わない？乳腺外科等の原価計算結果を示し，「もっと利益率を上げてください」などと言おうものなら，怒りだすことは間違いありません。最も大事なことは，一つの切り口（診療科別・部門別など）で，経時的変化を関係者と情報共有して議論するプロセスです。例えば，ある時点から原価率が大きく変化した際，何が原因なのか，何か対策が取れるのか検討するためのツールの一つとして原価計算は存在します。

3　経営管理

　財務会計（基本財務3表）はステークホルダー向けに説明責任を果たすための手法だと先述しました。しかし，法的には各種規則を遵守して作成する必要があり，その結果確認や評価などは通常年度単位でしかできません。一方，原価計算などの管理会計は，その手法的な問題などから，必ずしも全ての病院で利活用されているわけではありません。とはいえ，経営者（管理職層）が病院運営を適切に行っていくためには，月単位で，経営判断および意思決定を行うための参考資料や指標等の共有が望まれます。

　多くの病院では，病院運営会議や診療科長会議などで，病床稼働率や平均在院日数，手術件数，分娩件数，診療単価などの対前月比較や対前年度比較を行い，一喜一憂しているかと思われます。なお，診療実績の具体的な内容やその解説等については，第13章（地域連携室）に概説してありますので再確認しておいてください。実際，その種の数値に関しては，病院の管理職層だけでなく，全ての職員が一定程度理解していることが求められます。その一方で，「経営管理」に携わる部門（部署）で働く事務職員は，それら診療実績等の数値を，単に「提供する」あるいは「知っている」ということで終わりにしてはいけません。そのデータから視えること，わかることを「仮説レ

ベル」で良いので自己主張して，他の職員に意見を求めるくらいの対応が期待されます。最近は，「経営企画部門」という，その種の機能に特化した部門・部署を設けている施設もありますが，過去の数字にとらわれず，変化を恐れない経営戦略・経営戦術を提案していくことが必要だと感じます。

コラム15　減価償却について

　減価償却とは，企業会計において，長期間にわたり使用される固定資産の取得（設備投資）に要した支出金を，その資産が使用できる期間（耐用期間）にわたって費用配分する手続きです。病院内には，建物そのものもそうですが，CTやMRIなど高額な医療機器が少なくありません。医療機器の使用料とメンテナンス費用を合わせて毎月（毎年）の支払いを行う「リース」という購入法も時に有効ですが，購入時に「一括支払い」をして，自施設の所有物とすることもよくあります。その際，購入年度に全額費用計上すると，PLなど会計報告書の経年比較において，都合（バランス）の悪いことも起こりえます。そこで，購入機器の最終的な資産価値を差し引いた費用に関して，耐用年数で費用分割する手法（減価償却方法）がよく用いられます。なお，具体的な減価償却方法としては，固定資産の耐用期間中，毎期均等額の減価償却費を計上する「定額法」か，毎期期首未償却残高に一定率を乗じた減価償却費を計上する「定率法」のどちらかが通常選択されます。

　減価償却という概念（考え方）は，会計処理における技術的な（姑息的な）方法論に過ぎず，現実的には，現金（キャッシュ）の支払いは初年度に済んでいます。従って，支払い年度以降に現金の動きは当然ありません。実は，減価償却には，次の機器更新のことを考えた「準備金（貯蓄）」としての側面があり，CF的には，減価償却費が毎年積み立てられていくべきなのです。しかし，自治体病院を含む多くの公的病院では，財務会計報告にて減価償却費をCFの増加分に回せず，病院の再整備や高額医療機器の更新準備などが出来ていない状況を見かけます。その背景には，将来的に必要となれば，きっと補助金等がもらえるだろうという甘い考え方があるものと思われます。

第16章 施設・設備

1 病院建設

　病院は一度建てると，30〜40年間は使用することになります。逆に言うと，新築後20〜30年経過すると，病院改修や新病院の建設希望などが院内外で話題となります。しかし，部分改修ではなく全体改修あるいは新病院の建設となると，その費用負担の問題だけを考えても（経営者あるいは経営母体にとって）一大プロジェクトになることは間違いなく，一病院の数人程度のチーム（関係者）で企画立案から計画策定，建設依頼までを遂行することは困難です。

　もし，これから病院建設を考えるのであれば，まずは，少子超高齢社会の進展がさらに加速されるなか，10〜20年先を見据えた医療提供体制の在り方を考えることが必要です。特に，病院を建てる場所（土地）ならびにその地域における医療需要が今後どうなっていくのか，周辺の競合病院との関係，目指すべき病床機能の選択，適正な病床数，そして人員（医師・看護師等）の確保まで，財源の問題以前に，現状分析と将来予測，そして企画提案，意思決定などが重要となります。当然，財源の問題はその実効性に大きく影響します。過去には，比較的裕福な？自治体が，多額の補助金などを利用してホテルのような（外観の）病院をよく設計していました。しかし，最近は，建設費用の適正化が推奨されていることもあり，以前のような豪華な病院は減ってきたように感じます。実際，1床あたりのコストはよく比較対象となり，民間であれば500床の病院を80億円ほど（1,600万円／床）で作りあげるところを，自治体病院ではその倍かかるという話がごく当然のこととしてありました。また，1m^2当たりのコストも30万円から60万円くらいまで開きがあったと聞きます。現時点でも，震災後の建設費高騰とか，東京オリンピック・バブルといった表現で，建設費が高いのは当たり前のように言われていますが，本質的にはプロジェクト・マネジメントが機能していないものと考えます。

　私自身，10数年前に国立大学病院の再整備計画（入院棟の新築・外来棟の全改修）に関わった経験がありますが，その時に一番大事にしたいと思ったことは，ある程度フレキシビリティのある構想計画を基本にした設計コンセプトです。当時，現場の医師からは，「今の外来ブースは狭いので広くしてほしい」と言われ，看護部からは「更衣室を充実して欲しい」といった現状への不満と改善要望が出されました。しかし，

第16章 施設・設備

この先数十年にわたり大学病院に求められる機能を発揮するためには，今後の新たな治療技術や未知の診療科等への対応が重要になると考えました。その時になって部屋がないとか，大きな追加工事を必要とする状況にはしたくないと考え，更衣室などのバッファー・スペースを数多く分散配置したことを思い出します。

一般に，病院を新築または改修するにあたっては，コアコンセプト（基本方針等）の設定過程が最も重要です。その際，管理者を含む病院上層部の創造力やセンスなどは確かに求められますが，当初から，しっかりしたコンサルタントを同席させることも案外重要な気がします。また，業者等の選定においては過去の実績や口コミなどを参考にするのでしょうが，一職員の判断で決定されないように，病院内での合意ルールをある程度定めておくことが大切です。そのような意味では，監査的立場の職員を最初から選出しておくことも有用です。なお，コアコンセプトが定まり財源的な見通しが立てば「設計会社」と契約することになりますが，建設会社や建築業者（ゼネコン）との関係を良好なものとするためにも，設計会社の選定には慎重な対応が望まれます。

病院を構成する要素として，QualityとAmenityは極めて重要です。Qualityは「医療の質」そのものであり，多くの場合ヒトがそれを決定しますが，医師や看護師に働きやすい職場環境を提供することは思いのほか重要です。高度急性期病院であれば，救急外来を受診した患者さんに対して，すぐに緊急CTや緊急血管造影検査が行え，そのあと手術室やICU等への入室が速やかに可能な動線はとても大切です。また，病院内では「感染性廃棄物」が毎日のように発生しますが，抵抗力の弱い患者さんへの接触・接近を極力避けるとともに，病院外へ速やかに運び出す流れの検討も望まれます。そのほか，手術室やエレベータの広さ，各種物品の搬送ルート等の検討も必要です。その一方で，Amenityに関しては，適切な接客・接遇への対応がなされている前提で，一定の施設内環境の整備は求められます。豪華なホテルやVIPルームのような構造は不要ですが，バリアフリーは当然のこととして，患者さんのプライバシーに十分配慮したベッド周りの環境整備が大切です。

病院という建物は一度出来上がるとそうは簡単に改修できないので，先を見据えた対応策を考えておくことが重要です。

2 施設・設備等の整備

病院内にはさまざまな施設や設備等が整備されています。建物環境については先に少し触れましたが，設備等に関しても，必要な整備が行われ適切なメンテナンスがなされていることが重要です。実際，病院内の設備に関しては，外来周りでの駐車場や

バス・タクシーの停留所に始まり，コンビニ，食堂，郵便局，ATMなどの設置が期待されます。これらの運営に関しては，通常，病院の正規職員が対応することなく外部業者への委託が多いものと考えますが，利用者に不便をかけないような配慮や指導等を行うことが病院側には求められます。病棟（病室）においては，トイレや浴室等が適切に整備されているほか，ロッカーなどが使いやすく配備されていることも望まれます。また，テレビやインターネット，携帯電話等の使用環境に関しては，一定程度の配慮があれば患者さんには喜ばれます。なお，電気・水道・空調・冷暖房などの建物環境については，若干でも不備があるとクレームの原因ともなりますので，定期的なメンテナンスが必要です。いずれにせよ，病院という場所は患者さんにとって，療養の場であるとともに生活の場でもあることを十分理解しておくことが大切です。

そのほか，近年，自然災害が多発していますが，基幹病院であっても震災等の被害を受ける可能性がありますし，停電等にともなうシステムダウンのリスクもあります。実際，病院においてもBCP（Business Continuity Planning）への対応検討が昨今求められており，大規模災害だけでなく，停電等によるシステムダウン時のマニュアル作成や想定訓練等の実施が望まれます。なお，電子カルテに関しては，遠隔地にデータ保管（バックアップ）しておくことも一案ではありますが，緊急時にどこまで利活用できるのか，シミュレーションを行っておくことが案外重要です。

3 医療機器のメンテナンス

病院内にはさまざまな医療機器が置かれていますが，患者さんに直接使用するものも少なくなく，安全かつ確実に機能することが当然のように求められます。従って，医療機器の正しい使用手順を遵守するとともに，日々の点検やメンテナンスなどを確実に行うことがとても大切です。その際，小さな医療機器であれば職員による対応も可能でしょうが，CTやMRIなどの大型機器に関して，定期的なメンテナンスや修理等は業者に任せるしかありません。当然，メンテナンスコストは相応にかかるわけで，大きな病院であれば，その総額は数千万円から億の単位になると聞いています。また，最近は，電子カルテが当然のように使用されていますが，そのメンテナンス費用は病院年間収益の1～2%になるという話もあります。実際，近年の診療プロセスでは医療関連機器を使用する機会がとても増えていますので，各種機器のメンテナンス費用は節約するものではないのかも知れません。しかし，比較的小さな医療機器の整備等に関しては，臨床工学技士を上手く活用して，一定程度の対応が病院内で可能な体制の整備も必要かと思われます。

4 清掃と感染性廃棄物の処理

　病院は本来清潔であるべき施設（場所）です。多くの病院では，清掃業務を外部委託しているかと思われますが，院内各所の清掃が十分行き届いているか，監督部署の事務職員は定期的に現場確認することが大事です。実際，病室や廊下，待合室はもとより，壁，蛍光灯，天井換気口など見えにくい部分まで清掃が行き届いているか点検・確認することが望まれます。特に，トイレに関しては，患者満足度調査などでも「汚れている」といった意見がよくあがってきますので，臭いを含む清掃状態の確認がとても大切です。1日何回という清掃ルールではなく，常に清潔な環境が保たれるような仕様書立案と実践が求められます。

　感染性廃棄物の処理は，医療機関において極めて重要な作業（業務）となります。環境省による「廃棄物処理法に基づく感染性廃棄物処理マニュアル」[24]によれば，医療機関における「感染性廃棄物」の定義は図36のようになっており，形状の観点，排出場所の観点，感染症の種類の観点で「非感染性廃棄物」と区別されます。また，病院内における感染性廃棄物の管理作業では，「特別管理産業廃棄物管理責任者」の配置に始まり，処理計画の作成，管理規定の作成，処理状況の帳簿記載と保存等が最初に求められます。そのほか，院内では，感染性廃棄物を発生時点で他の廃棄物と分別することが必要であり，液状又は泥状のものと固形状のものとの分別，鋭利なものとの分別を行いつつ，業者による収集運搬が適切に行われるように，密閉された収納容器に梱包することが求められています。感染性廃棄物の施設内移動では，飛散や流出等が起こらないような配慮をして，施設内倉庫等での短期間の保管管理ののち，外部業者による搬送が行われる流れを整備しておくことが必要です。なお，感染性廃棄物を収納した容器には，感染性廃棄物である旨を表示した「バイオハザードマーク」（図37）の明示が推奨されています（液状・泥状のものは「赤色」，固形状のものは「橙色」，鋭利なもの・分別排出が困難ものは「黄色」表示）。さらに，感染性廃棄物に関して自施設で非感染性化への中間処理を行わない場合には，その後の処理を外部業者に委託することとなりますが，委託者が各種行政的な許可を受けた適正業者であることを確認するとともに，最終処分場において適切な処理対応が取られているか，病院管理者の責任のもと確認を行って契約締結することが求められています。なお，それらの「流れ」を透明化（トレース）するために使用される「産業廃棄物管理票」のことを「マニフェスト」と言います。

感染性廃棄物の判断フロー

【STEP1】(形状)
廃棄物が以下のいずれかに該当する.
①血液，血清，血漿及び体液(精液を含む)(以下「血液等という」)
②病理廃棄物(臓器，組織，皮膚等)
③病原微生物に関連した試験，検査等に用いられたもの
④血液等が付着している鋭利なもの(破損したガラスくず等を含む) → 感染性廃棄物

↓ NO

【STEP2】(排出場所)
感染症病床，結核病床，手術室，緊急外来室，集中治療室及び検査室において治療，検査等に使用された後，排出されたもの → YES → 感染性廃棄物

↓ NO

【STEP3】(感染症の種類)
①感染症法の一類，二類，三類感染症，新型インフルエンザ等感染症，指定感染症及び新感染症の治療，検査等に使用された後，排出されたもの
②感染症法の四類及び五類感染症の治療，検査等に使用された後，排出された医療器材等(ただし，紙おむつについては特定の感染症に係るもの等に限る) → YES → 感染性廃棄物

↓ NO

非感染性廃棄物

図36　感染性廃棄物の判断フロー
「廃棄物処理法に基づく感染性廃棄物処理マニュアル」(文献24より引用)

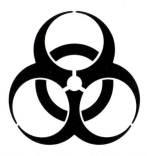

図37　バイオハザードマーク(文献24より引用)

第 16 章　施設・設備

> **コラム16　臨床工学技士**

　「臨床工学技士」は ME（Medical Engineer）または CE（Clinical Engineer）と呼ばれ，医師の具体的な指示を受け，診療の補助として，生命維持管理装置等の操作ならびに保守点検を行うことができる職種です。1987 年の臨床工学技士法の設立以降，国家資格となり，現在，病院内では透析室や手術室，ICU などで活動しているほか，病院内に存在する各種医療機器の中央管理や保守点検業務などにあたっています。実際，医療機器の保守点検業務に関しては，医師の指示なく行うことが可能です。

　一般市民にはまだまだ認識が乏しい職種かもしれませんが，医療の高度化にともない，（高度）急性期病院においては無くてはならない職種の一つとなっています。

第17章 物品管理

1 物品購入

　医療機関に限らず，通常の企業であれば，1本のボールペンを購入するにあたっても一定のルールがあるはずです。購入額にもよりますが，各部門・各部署での消費財程度のものであれば，図38に示すような流れで物品購入がなされているはずです。具体的には，物品購入したい部署からの請求書提出に始まります。その後，物品購入担当係から業者への見積書提出依頼が行われ，見積書を受け取ったのちに発注依頼がなされます。そして，納品ならびに検収（納入品が発注どおりか検査して受け取ること）という過程を経て請求部署に物品が届けられるとともに問題がなければ会計係から業者への支払いが行われ領収書を受け取るという流れです。一見，面倒な手続きだと思われがちですが，社会人にとって常識的な組織内ルールだとわきまえてください。

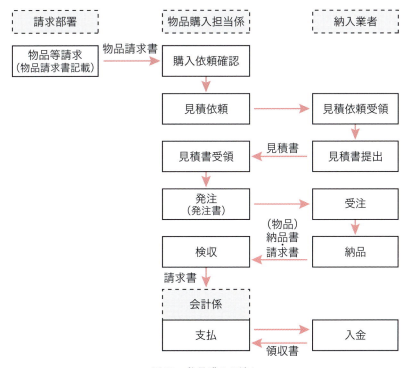

図38　物品購入の流れ

実は，この流れの中にはいくつかのポイントがあります．一つには，物品の購入実態を一元的に管理することで，過剰あるいは不要な物品請求を避けることが可能になります．また，物品請求者と発注者，検収者を分けることで，不正な行為が起こりにくい仕組みともなっています．なお，年度末の会計処理や監査等への対応には，請求書・見積書・納品書・領収書が揃っていることが望まれます．

部門や部署または病院内で定められた「一定額」を超える物品購入にあたっては，一業者との癒着防止という観点から，複数業者に「合い見積もり」を依頼するのが通常です．日本では「会計法」という法律の中で，省庁等における契約は原則「一般競争入札」を経て行わなければならないとされていますが，見知らぬ悪徳業者等の参加を防ぐために「指名競争入札」を行うことも多いかと思われます．ただし，国の場合は，入札期日の前日から最低10日前に官報や新聞紙，掲示による「公告」を行うことが義務づけられており，CTやMRI等の高額医療機器の購入や病院建替え時の設計業者との契約などでは法の遵守が厳しく求められます．

そのほか，物品購入にあたっては「公私混同しない」ことが大切です．ボールペン1本であっても，会社のお金で購入したものは当然会社の所有物です．業務範囲内で使用することは全く問題がありませんが，私物化してはいけません．また，公的な組織（病院）では，物品購入の財源が各種補助金や公的競争資金に由来することがありえます．そのような際には，該当物品（例えば，パソコンなど）がどのような財源で購入されたのか記録が残され，購入物品へのシール貼付などが必要なこともよくあります．仮に，その物品が組織内の1職員の申請で取得したものであっても，それは組織内で管理することが求められている物品ですので，職員の退職時などに私物化することはできません．公的組織では，国民の税金に由来する物品購入などが多々ありますので，公正性を確保した説明責任が常に問われるものと考えておくべきです．

2 在庫物品

一般企業では，在庫管理は物品の整理・確認等の作業にとどまらず，流動資産・固有資産等の管理そのものに直結します．通常，製造業と小売業では「在庫」に対する考え方がやや異なります．製造業では，「部品」や「原材料」としての在庫のほか，工程途中における「半製品」，「仕掛品」としての在庫，そして最終的な「完成品」としての在庫が存在します．一方，小売業では，当初から「完成品」＝「商品」としての在庫がメインとなります．医療機関の在庫管理は小売業に近いものと考えますが，病院内での在庫管理には特徴的なことがいくつかあります．

通常，病院内の在庫物品には，医薬品，医療材料，再使用物品，その他の備品（文

具品などを含む）があります。医薬品に関する保管・管理業務は薬剤部（薬剤師）が中心に行っているはずですが，薬剤室（薬局）における保管・管理業務だけでなく，病棟内の在庫医薬品や救急カート（緊急時に持ち出す医薬品等が入ったカート）内の医薬品，そして外来や救急室等に置かれている医薬品への積極的関与が期待されます。また，医薬品の多くは，現場で使用したのち保険請求することで医業収入へとつながりますので，医事課的な請求業務を確実に行うことも大切です。その一方で，医薬品には使用期限が定められていますので，在庫医薬品の期限切れ管理なども重要となります。さらに，医療安全の視点で，麻薬，向精神薬，劇薬，毒薬，ハイリスク薬などの医薬品は他の一般薬と区別して取り扱う必要があり，その種類に応じた保管管理や廃棄方法などが定められています。なお，多くの病院では，医薬品に対する日常的な保管管理（定数確認）業務とは別に，年に2回ほど病院全体の在庫確認（棚卸し）を行っているはずです。その目的は，先に述べた資産管理という側面もありますが，使用期限が切れてしまった医薬品を廃棄処分することと，使用期限が迫っている医薬品をチェックして医師に報告することにあります。病院事務職員として，医薬品の保管管理業務に直接携わることはないでしょうが，薬剤師が少ない病院では，無資格者でも可能な業務や作業等を手伝うことが実際にはあるようです。

　医療材料も医薬品と同様で，診療にて使用したのち保険請求可能なものがありますので，適正な在庫管理と医事課的な対応が当然求められます。なお，医療材料の中には，血管造影用カテーテルのように多種多様な製品が存在し，商品単価が高いことから病院として全製品を購入することはできないものの，緊急時には，目の前に必要な製品が揃っていることを医師から求められる特殊な医療材料があります。この種のものに関しては，納入業者との契約のもと，未購入製品としての院内在庫を認め，実際の使用時に「購入」ならびに「保険請求」を行うという対応策も取られています。そのほか，医療材料の中には，ガーゼなどの衛生材料や手術などで使用する針と糸など，もともと保険請求できないものも少なくありません。病院内で医療材料等の物品管理を行う部署には，「定数（各部署に常時置いておく数）」としての量的管理と，使用期限ほかの質的管理，そして，保険請求ができるか否かという分別管理が求められます。そのため，保険請求ができる医療材料に関しては，バーコード管理を行うことで効率的な保険請求業務につなげている施設も少なくありません（図39）。さらに，この種の総合的な物品管理を外部業者等に委託して，院内物流システム（SPD：Supply Processing Distribution）を機能させている病院も増えています。

　先に，「再使用物品」と称したものには，手術や処置等で使用される金属製の医療器材（攝子［せっし：いわゆるピンセット］や鉗子［かんし：組織をはさんで保持する器材］など）や（再使用を前提とした）布製品などが含まれます。本来であれば，感染

第17章　物品管理

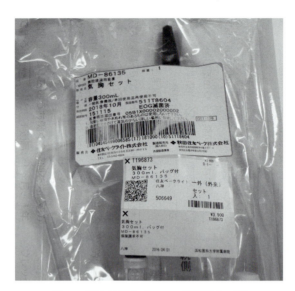

図39　医療材料のバーコード管理の一例

のリスクがある病院という職場において，ヒトの体液等で汚染された医療材料や物品などの再使用は避けたいところです。しかし，全ての医療材料や医療関連物品を感染性廃棄物として処理することの費用負担や自然環境への配慮などから，洗浄・消毒・滅菌等の精度管理が確実に行われていることを条件に，一定程度，再使用することが許容されています（実際使用されています）。もちろん，消毒や滅菌処理後の再使用時までの保管管理は，病院内で適正かつ厳格に行われています。

3　滅菌材料

　手術室などで行われる手術や処置等において，滅菌（全ての微生物が殺滅または除去された状態）処理がなされた医療材料等がよく使用されます。一般の方々には「消毒」と「滅菌」の区別が明確ではないかもしれませんが，病院内においては，「滅菌材料」に対する保管・管理が厳格かつ慎重に行われています。例えば，滅菌医療材料を新たに購入した場合，開封してみればわかりますが，中にある商品は2重にも3重にも梱包されています。それは，開封時に包装損傷などがあると，手術室などの使用現場で使い物とならないからです。実際，手術室でその種の医療材料を術者からの要請のもと外部の者が手渡す時には，極めて慎重な対応が取られており，多くの場合はその種の作業に慣れた手術室看護師が実施しているはずです。事務職員がそのような作業に立ち会う機会はまず無いと考えますが，病院内の各部門・各部署に置かれている

「再滅菌器材(再使用物品)」に触れる際には一定の配慮と注意が必要です。例えば,机や棚の引き出しなどに,再滅菌器材を無造作に積み重ねることや,無理やり詰め込むことで包装を損傷させることがあってはいけません。また,再滅菌器材に関しては,滅菌の有効期限を院内で定めている施設もありますので,期限切れのものが放置されていないか確認することも重要です。

　医療器材の洗浄や消毒・滅菌業務などを,病院内の一部署(1カ所)に集約化し実施している病院は少なくありません。通常,「洗浄滅菌室」あるいは「中央器材室」という名称になっているかと思われますが,特殊な作業処理や専門技術等を必要とすることから,専門資格などを有した職員の配置が求められます。実際には,当該業務を病院内で外部業者に委託したり,病院外でその種の業務を行っている施設が多いものと思われます。ここではこれ以上,消毒・滅菌等の詳細な解説はしませんが,病院事務職員として,「病院内には感染性微生物が少なからず存在するので,血液を含む患者さんの体液等の処理には注意を払う(必要があれば医療従事者に助言を求める)」ことと,「滅菌材料(再滅菌器材を含む)の取り扱いは慎重に行う」ことの認識があれば良いと思います。なお,滅菌医療材料に関して,新製品には厳重な梱包がなされているのに対し,再滅菌材料(再滅菌器材)においては中に何が入っているか見える状況下,滅菌の程度が色などで表示される各種インディケータ(滅菌の程度に応じて色調変化などが起こる)が付いていることを知っておくと良いでしょう(図40)。

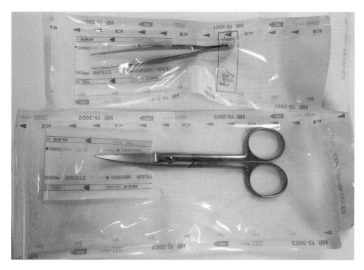

図40　再滅菌された医療器材と同封されたインディケータ

第 17 章　物品管理

4　費用の立替え

　物品管理以外でも，事務職員が「物（モノ）」を購入する機会は少なくありません。通常の物品請求ルートでは業務が間に合わない時や，接客費・交通費・宿泊費等の立替えを行わないといけない場合もあるかと思われます。そのような際には，あとから経費が支払われるように「領収書」をきちんともらっておくことが大切です。

　本来，領収書とは，相手がお金を受け取ったことを証明する書類であり，「領収書」という文言のほか，最低限，金額と日付，発行者または受領者の記名・押印，そして宛名の記載されたものが正式書類です。実際，レジ等におけるレシートは「領収書」として認めないという話も聞きますが，そのあたりは施設によって若干対応が異なっているようです。世の中には，「これも必要経費で切っておくから」といった調子で，余分なものまで領収書をもらい会社に請求する困った職員もいるようですが，あまり対応基準が厳しいと「自腹」が多くなり，あまりに緩いと後日の監査等で厳しく指摘されることになります。

　日常生活的には，回数券などでのまとめ買いや早期購入・ネット購入による格安チケットなどが一般化していますが，社会人として，当該業務で購入した分の領収書をきちんともらう（残す）習慣をつけておくべきです。

コラム17　SUD 問題

　医療器材を再使用することは短期的なコスト面で有利な点もありますが，洗浄・滅菌の処理費用のみならず，滅菌の質保証や医療器材の「損傷しやすさ」などの面で考えると，その選択判断や適正評価は思いのほか難しいものと考えます。医療機器の製品メーカーが「1 回のみの使用しか保証しない」とするものを「単回使用医療機器（SUD：Single-Use Device）」と言いますが，購入単価が高額に設定されていると，医療現場では数回使用して「元を取る」という対応策が取られやすく，時として社会問題化する状況が過去にありました。そこで，厚生労働省は，2017 年 4 月に，SUD の「再製造」を企業側が責任をもって行うことを認めるとする発信を行いました。再製造された SUD を「新たな医療機器」として再承認する仕組み作りが検討されていますが，感染対策は当然のこととして，医療安全面での質保証を含めその設定価格が一番問題になりそうです。本来は，全ての医療機関が Single-use を遵守することで大量購入行動が起こり，結果的に価格が安くなるというのが筋なのでしょうが，目の前の価格で現場対応が変わるのは今の医療界の経営状況を反映しているとも言えます。

第18章 病院安全と災害時対応

1 医療安全と保安管理

　医療機関にとって「安全である」ということは、その存在価値を決定づける最重要事項と考えます。なお、ここで言う安全とは、来院する「患者さんにとって」であることは当然ですが、病院で働く「職員も」安全であることが大切です。

　患者さんにとって安全であると信じられていた病院が、大きく信頼を損ねたのは1999年1月11日のことです。横浜市立大学病院で心臓を手術する患者さんと肺を手術する患者さんを間違えるという驚くべき事件が起きました。その後、医療界では、「医療安全」を病院内の組織文化として当たり前のように根づかせる活動や作業等に追われました。具体的には、病院内で発生したさまざまな有害事例やかろうじて問題とはならなかったニアミス事例の情報収集を行い、その発生要因を分析・検討することから作業は始まりました。その際、個人の責任を追求するのではなく、システムを改変することで事故の発生を防ごうとする組織文化の定着が図られました。そのような作業は現在も継続されてはいますが、あの頃から十数年が経ちました。医事紛争等の件数はピーク時に比べ減少しているようですが、相変わらず日本全国ではさまざまな事件が起きています。現在、多くの病院で、医療安全対策を主業務とする部門等が整備され、専門教育を受けた専従または専任の医療従事者が配置されています。また、基幹病院等では、その種の部門に事務職員を専任配置することが一般化しつつあります。今後は、医療従事者に対して、事務職員がどのようなサポートを行えば効率的・効果的業務につながるのか考えていくことが大切です。

　病院職員の安全という視点では、第7章（人事・労務管理・福利厚生）でも触れましたが、「労働安全衛生法」の遵守が基本となります。毎年の健康診断の確実な実施に始まり、必要な予防接種等の実施推奨、有害物質等を使用する職場環境の適正化などがまずは求められます。次に、これまで述べてきたように、病院という職場での感染性リスクが高いことを考えると、事務職員にも現場での適切な対処法等が指導されるべきでしょう。また、別の視点では、病院外部からの各種危機に対する保安管理対応も求められます。従前、建物を有する企業等には施設の「保安管理」という責務があり、それは「施設警備」や「巡回警備」、「駐車場警備」、「受付管理」といった内容でした。そのため、おもに「防犯対策」という観点で、外部の警備保障会社などに業務

委託することが多かったように思います。ところが，最近の病院では，救急外来など日常診療の中で発生する暴言や暴力等への対策（クレーマー対策）が現場の医療従事者には大きな関心事となっており，警察のOBなどを，日中だけでなく夜間も配置して欲しいという要望をよく聞きます。警備員などが，保安室や警備室などで，病院内に数多く設置してある防犯カメラ等の映像を確認している姿も珍しくありません。このあたりが，現在の病院環境（社会状況）の一端を表しているとも言えます。

2 緊急時対応

　病院内では，緊急性が高い事態や事件等が時に起こります。患者さんの急変に始まり，患者家族や面会者等の急変，職員の危機，震災等の発生，停電などによるシステムダウンまで，その時々において最善の対応を行うためにも，その種のことへの日頃の準備や訓練等が必要です。入院患者さんの日中の急変であれば，通常は担当医などが適切な対応を行うものと考えます。しかし，入院患者さんへの面会者が外来フロアーでいきなり心肺停止状態となった場合はどうでしょうか？　特に，周りに医師・看護師が見当たらず，貴方（事務職員）一人しか傍にいない時にはどうしますか？
この種の事態に適切に対応するためには，院内マニュアルの確実な整備と周知，そしてシステム化が求められます。多くの病院では，院内緊急コード（他の職員を緊急で呼び集める仕組み）などを利用しているかと思われます。実際，病院によって運用手順などは若干異なるでしょうが，「ハリーコール」や「コードブルー」といった緊急招集用の共通用語（コード）が全館放送で告げられたら，「近くにいる職員は皆駆けつけろ！」という約束事になっているはずです。当然，現場に最初居合わせた職員だけでなく，集まってきた職員も適切な応急処置ができるように，日頃から，あるいは定期的に応急処置等の訓練を行っていることが望まれます。たとえ事務職員であっても，BLS（Basic Life Support）とAED（Automated External Defibrillator）（図41）の基本研修は，入職前後に1回は済ませておくべきです。医療従事者が現場に駆け付けるまで「命のリレー」をつないでおくことは，病院内で働く非医療従事者にも求められます。なお，病院によっては，心肺停止者への緊急招集コードだけでなく，火災対応に「コードレッド」，テロ等を含む多数死傷者には「コードグリーン」，モンスターペイシェント（クレーマーを含む）等への対応招集には「コードイエロー」などと使い分けている施設もあります。

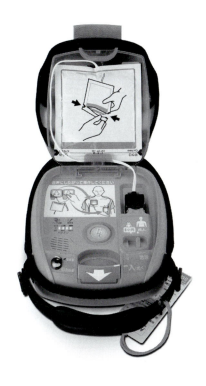

図41　AEDの外観（日本光電工業株式会社製　自動体外式除細動器 AED-3100 カルジオライフ）

3 消防訓練と災害訓練

　消防法による規定では，一定以上の収容人員を擁する防火対象物の管理権限者に対して，防火管理者を定め消防計画を作成するとともに，防火管理上必要な業務を実施するように定めています。ここで言う「必要な業務」がまさに消防訓練（火災訓練）であり，病院のような不特定多数の人が出入りする施設には年2回以上の消火訓練および避難訓練の実施が義務づけられています。さらに，病院のように夜間にも多くの患者や入居者がいる医療福祉系の施設では，年2回のうち1回は夜間想定の消防訓練を実施するように定めています。

　一般に，医療機関では，消防法で定められた火災訓練を除けば，地震や落雷，風水害等に対応した「災害訓練」はそれほど行われていない気がします。しかし，昨今の自然災害の多発状況などから考えると，地域としてリスクが高い自然災害向け訓練を行うことの意義はあると考えます。特に，地震対策に関しては，自施設の耐震診断等の状況に応じた対応策が検討されるべきです。実際，一定規模以上の基幹病院であれば，自家発電対応への配慮のほか，医薬品や食料等の備蓄体制の整備も期待されます。法的義務は無いとしても，事前に訓練をしたことがあるかないかで，その時の対応は随分変わってくるはずです。なお，大規模災害時に，病院に最も期待されることは早

期の「医療機能回復」です。最近はBCP（Business Continuity Planning）という考え方が医療機関にも応用され，病院の「機能存続計画」と訳されることもあるようです。大規模災害時に医療従事者が集まってきた状況において，事務職員がどのような動きをすれば病院機能が速やかに存続できるのか，さまざまなシミュレーションを常日頃から行っておくことが大切です。

コラム18　災害拠点病院とD-MAT

「災害拠点病院」は，地震・津波・台風・噴火等の災害発生時に，初期救急医療体制の充実強化を図るための医療機関として認定された施設であり，以下に示すような要件を通常満たしています[25]。

（「災害拠点病院指定要件」の要約）
- 災害時に地域の医療機関の支援が行える体制である。
- 災害医療派遣チームを有している。
- 災害対応についての定期的な訓練を行っている。
- 通常の6割程度の発電容量の自家発電を保有し，3日分程度の燃料が確保できる体制である。
- 食料，水，医薬品等は3日分程度を備蓄している。
- 衛星電話や衛星回線インターネットなど，複数の通信手段を確保している。
- 建物が耐震構造である。
- 病院の機能存続計画に基づいた防災マニュアルを策定している。
- 病院の機能存続計画に基づいた総合訓練を実施している。
- 災害医療派遣チームや医療救護班など外部に出ていく場合の仕組み（身分保障やルールなど）がある。
- 院外スタッフ（他県の応援医療チーム）の受入体制の仕組みがある。

なお，上記の「災害医療派遣チーム：D-MAT（Disaster Medical Assistance Team）」は，災害急性期（発生後48時間以内）に迅速に活動を展開し，応急治療・搬送・トリアージなどの災害時医療をはじめ，被災地内の病院支援等の活動が行える専門的訓練を受けた医師，看護師，業務調整員（薬剤師・診療放射線技師・臨床工学技士・臨床検査技師・救急救命士・理学療法士・作業療法士・社会福祉士・コメディカル・医療事務員など）で構成されています。

第19章 医療事故対応

1 医療事故・医療過誤への対応

「医療事故」とは，医療者の医療行為や医療施設の設備・システム等に原因を発した全ての人身事故一切を言い，医療者・管理者の過失に基づくものだけでなく，不可抗力による場合も含むと定義されています。また，患者さんだけでなく，医療従事者に被害が生じた場合も含むという考え方が一般的です。近年，病院では，第18章（病院安全と災害時対応）の冒頭でも触れたように，院内で発生したあらゆる不具合事例を報告させ医療事故防止に向けた対応策を検討しています。その際，広い範囲（意味）での院内事例を「インシデント」または「オカランス」と表現しますが，本邦では**図42**のように，医療事故を「アクシデント」と称し，医療従事者の過失による医療事故を「医療過誤（医療ミス）」と表現することが一般化しています。

医療事故の「レベル」は，医療従事者の過失等の有無に関係なく分類されており，一般的には**表10**のように理解されています。また，この表の中で，レベル3b以上は，対象となった患者さんだけでなく病院側にとっても「重大事例」として通常捉えられています。実際，最近は，死亡した症例や手術後に重篤な合併症が発生した症例（レベル3b以上の症例）について，詳細な検討を行うために「M&M（Mortality and Morbidity）カンファレンス」を開催する施設も増えてきました。とはいえ，その種の重大事例に対しても，原因検索を行い再発防止に努めることは大事ですが，犯人探しや個人への責任追及を重視すべきではありません。

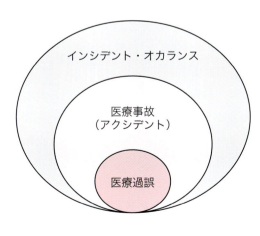

図42　本邦における「医療事故」と「医療過誤」の位置づけ

＊欧米では，院内での不具合事例を全て「インシデント（incident）」と称し，患者に有害事象が発生したものは「有害なインシデント（Harmful incident）」，有害事象に至らなかったものは「害を起こさなかったインシデント（No harm incident）」と区別しています。なお，「アクシデント（accident）」という用語は通常使用していません。

第19章　医療事故対応

表10　医療事故レベルの分類

レベル	患者影響度レベル
レベル0（ヒヤリハット）	エラーや医薬品・医療用具の不具合が見られたが，患者に実施されなかった場合
レベル1	エラーや医薬品・医療用具の不具合があり，患者に実施されたが被害がなかった場合
レベル2	患者のバイタルサインに変化が生じたり，検査の必要性が生じた場合
レベル3a	軽微な治療や処置（消毒，シップ，鎮痛剤投与など）が必要となった場合
レベル3b	濃厚な治療や処置（予定外の処置や治療，入院，入院期間延長など）が必要となった場合
レベル4	永続的な後遺症が残る場合
レベル5	死亡した場合（原疾患の自然経過によるものを除く）
クレーム	医療事故とは異なるもので，医療従事者に過誤・過失が無いにも関わらず，患者から苦情が発生した場合

　医療事故に対しては当然レベルに応じた対応が求められますが，時として思いもかけぬ事例（重大事件）が発生します。例えば，病院内での予期せぬ突然の急変事態や死亡例などに遭遇した際は，部門（あるいは職種）ごとに上司への緊急報告を行うとともに，速やかに「医療安全管理室（通称）」へ連絡を入れることが重要です。病院の事務職員としてその種の事例に直接遭遇する機会は少ないでしょうが，間接的に関わることや事故後の応対などを求められることはありますので，一連の流れは理解しておくべきです。なお，医療安全管理部門がしっかり機能している病院であれば，担当者（多くの場合，GRM [General Risk Manager] という専門研修を受けている責任者）が適切な対処法を指揮するはずです。実際には，現場の証拠保全（その場にあった医薬品の回収・保管など）に始まり，診療経過（診療記録）等の詳細な確認を行いながら，事故の重篤度や医療過誤の可能性を判断して病院幹部職に「医療事故対策会議（通称）」等の招集をかけるものと思われます。

　その一方で，患者さんに対しては，救命を第一優先に考えてあらゆるスタッフを導入し最善の対応に努めることが大事です。不幸にして救命できない場合には，患者さんの家族等に対して，原因が解明されていない状況でも，そのような結果になった事実への謝罪とともに経時的に適切な説明を行っていくことが重要です。また，そのような状況においては，患者さんの関係者だけでなく，その場に立ち会った職員の多くも混乱を極めていますので精神的なフォローも含め適切な対応が望まれます。

先に述べた「医療事故対策会議」では，原因究明の継続とともに当面の事故対応策が議論され，場合によってはマスコミ等への報告なども検討されるはずです。その種の会議の構成メンバーは，当初は病院長や副院長，GRM，看護部長，事務長など病院内の幹部職が中心となりますが，時間の経過とともに，外部から当該領域での専門家などを招聘する必要性も出てきます。結果的に不幸な事態となり，医療過誤や医事紛争の可能性が高くなれば，病院としての具体的な対応を弁護士等も交えて話し合う必要性が出てくるかも知れません。

　医療従事者だけでなく，病院事務職員にとってもこの種のことは経験したくないでしょうが，こういった危機的状況時に適切な対応が取れるか否かで，当該病院のその後の信頼回復までの時間が大きく変わってくるものと考えます。

2 病院賠償責任保険

　医療事故は起こさない（起こらない）方が良いのは当然ですが，実際には，中小の事案は少なからず発生します。特に，地域の基幹病院等であれば，緊急かつ侵襲性の高い診療を必ず行っていますので，病院として賠償責任保険等に入っておくことが必要です。その際，病院賠償責任保険には，「医師賠償責任保険」といって，医療業務の遂行に起因する医療事故訴訟における法律上の損害賠償金（一部「免責」がある保険もある）を負担するものと，「医療施設賠償責任保険」といって，医療施設や食品など生産物に起因する事故責任に絡んだ損害賠償金を負担するものがあることをまずは理解しておくべきです。そして，一般の病院賠償責任保険（医師賠償責任保険）では，被保険者として病院の開設者である法人または個人を想定しているということが大事なポイントです。オプションとして「勤務医師包括担保特約条項」などの契約がなされていない病院で働く勤務医は，個人で負担する「勤務医向けの医師賠償責任保険」に別途加入しておくことが望まれます。なお，この種の保険はいわゆる「掛け捨て保険」とはなりますが，近年の判決事例の結果などから考えると，病院も個人も加入しておくことが重要だと思われます。

3 医療事故調査制度

　平成27年10月1日に「医療事故調査制度」が施行されました。この制度では，医療事故が発生した医療機関に院内調査を求めるとともに，その結果報告を民間の第三者機関（医療事故調査・支援センター）が収集・分析することで，医療関係者への再発防止に向けた知見等の普及啓発を狙っています。具体的には，医療機関で発生した

第19章 医療事故対応

「予期しない死亡事例」に対して，院内での医療事故調査と「医療事故調査・支援センター」への報告を求めています（**図43**）。なお，ここで言う「予期しない死亡事例」の定義は明確でなく，病院管理者の主観的判断に委ねられる状況があり，いまだ現場は混乱しているように思われます。

本来，この制度の趣意は医療関係者への再発防止教育や啓発等にあったはずですが，「医療事故調査制度」という名称も災いしてか，「原因究明・責任追及」という意味合いがやや強くなり，臨床現場では訴訟を恐れた消極的な対応が目立っているように感じます。

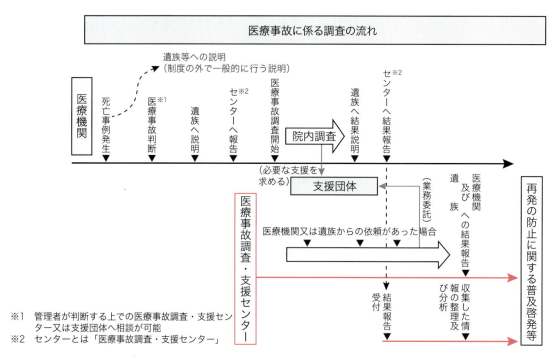

図43 「**医療事故調査制度**」における流れ（厚生労働省資料 文献26より引用）

コラム19　死亡時画像診断（Autopsy imaging：Ai）

　先に触れた「医療事故調査制度」の普及にともない，近年，死亡時または死後の画像診断が注目されています。病理医であり小説家でもある海堂尊氏による「チームバチスタの栄光」という小説の中で，不審死の原因究明に死後のCT撮影が有効であるとされたことから，「Ai」という用語が広く認知されたように思われます。

　日本は，欧米諸国に比べ，死因が不明である死体（異状死体）の解剖率が著しく低いことで知られています。その一方で，CT装置を世界で最も多く保有している国でもあります。この二つの状況が組み合わさって，日本の死後画像診断はCTによる画像診断を中心に急速に浸透したものと考えます。ただし，忙しい日常診療の中で，警察等から依頼される異状死体のCT撮影を緊急で行うことの困難性や，死後の経時的変化にともなう画像診断学が十分確立していないことなどから，現状では症例を選んで対応している施設が多いように思われます。

第20章 病院事務職員として永く働くために

1 「病院」という特殊な職場環境

　病院という職場は，これまで述べてきたようにとても特殊なところ（場所）です。患者さんからは病気を治してくれるありがたい施設と思われるかもしれませんが，病院で勤務する職員からすると，安全管理に細心の注意が必要なだけでなく，自らが感染症に罹患するリスクさえある職場です。また，病院事務職員の立場で言えば，周りにいる多くの医療従事者は国家資格等を有する専門職種ばかりであり，資格等のない自分達に何ができるのか何をすべきかわからないまま，日々，さまざまな要望やクレーム等が舞い込んでくる職場ともなっています。他の企業や会社などに比べ飛びぬけて給与が高いわけでもなく，病院事務職員として永く働くモチベーションが得られにくい職場環境かもしれません。

　専門資格を有する医療従事者においても，病院という職場は自身の専門性が発揮できる場ではあるものの，多種多様な職員が混在するなか，職種による指揮命令系統（ヒエラルキー）が目の前に立ちはだかることも少なくありません。そのような環境でも医療従事者がモチベーションを維持できるのは，自分達には得意とする領域があり周りの職員からもそれが認められ，最終的には患者さんから感謝されることを「喜び」にして頑張れるからだと思います。一方，事務職員の場合，自分にしかできない業務はそれほどないかもしれません。実際，専門性の高い院内業務を派遣や外部委託等に任せすぎたことで，「管理」することが主な仕事（業務）となっている実態もあります。結果的に，診療現場から離れた「事務室」等に引きこもりがちとなり，医療従事者からは名前すら覚えてもらえず，「課長」・「係長」といった役職で呼ばれることも多々あります。そのような職場環境では，病院事務職員として自信と誇りをもって働くことは必ずしも容易でありません。

　「事件は現場で起きている！」というのは，医療機関でも同じです。事務職員自らが診療現場に赴き，医療従事者が苦労して働いている姿をまずは目の当たりにし，自分達も何か手伝えないか考える姿勢を示すだけでも，医療従事者はずいぶん好意を持ってくれるはずです。また，病院の職員であることを示す名札を付け，院内で困っている患者さんや関係者の方々に優しく声をかけ対応することで，「感謝」の声をいただくことは少なくありません。「専門資格」など有していなくても，院内の医療従

事者や患者さんなどから「ありがとう」という言葉をもらうことができる素晴らしい職場ですので，是非とも「病院」を好きになってください。

2 マネジメント（Management）

　医療機関に限らず一定規模の組織においては，マネジメント（Management）という言葉がよく飛び交うものの，その定義や概念を上手く説明することは容易でありません。通常，「組織を指揮し管理する（ための）体系的活動」と訳されるようですが，「管理」という言葉も，イメージは描けるもののその定義は不明確です。和英辞典で「管理（する）」の英訳を調べてみると，manage, control, administer, govern, direct, superintend, supervise, keep といった単語が出てきます。それらの中で，govern の派生語である Government（ガバメント）と Governance（ガバナンス）という言葉には，より上層部からの「管理」イメージを抱いてしまいます。特に，Government という言葉には，政府または行政による統治・監督・支配という強い力を感じます。一方，Governance は，ある程度自主的な改善活動や継続的努力による内部統治というイメージはありますが，病院で言えば病院長や看護部長，事務長といった管理職層の役割に近い概念であって，現場からはやや離れた印象を受けてしまいます。

　私自身，しばらく，マネジメントという言葉を他人に上手く伝えることができませんでしたが，静岡県立大学経営情報学部の西田在賢先生（教授）に「Management ＝ やりくり」という日本語訳？を教えていただいたことで，一気に疑問が解けたことを覚えています。「やりくり」という身近な言葉であれば，病院内の各部門・各部署で働く職員にも，より現実的かつ現場感覚的な日常業務スキルとして理解できるものと考えます。ちなみに，**図44** に，私が考える「家庭の主婦の『やりくり』」と「病院事務職員の『マネジメント』」を対比させてみました。あくまで私見ではありますが，若干の参考にはなるかと思われます。病院で働く医療従事者側からみても，自分達（あるいは，自分達の業務）を事務部門（事務職員）が単に「管理」しているのではなく，診療現場で活躍できるように「支援」＝「やりくり」しているのだと理解できれば，両者のコミュニケーションもずいぶん良好になるのではないでしょうか？

家庭の主婦のやりくり

・不況のおり伸び悩むお父さんの給料で
・マイホームのローンを返して
・大学生の息子には仕送りをしつつ
・家族には日々の食事を作り
・洋服もたまには新調して
・光熱費を払い，携帯代を払い
・時には貯金をくずしながら
・**何とか家計を維持する活動‥‥**

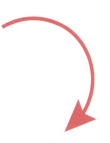

病院事務職員の「マネジメント」

・限られた病院内財源のもと
・収益増につなげられる企画を提案し
・部門・部署としての予算を確保して
・部下には意欲的な業務を与えつつ
・医療専門職を支援し診療の活性化を図り
・時にはクレーム等への対応で凹みながら
・年度末には一定の成果を出すことで
・**何とか病院事業に貢献する活動‥‥**

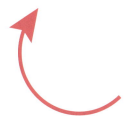

図44　家庭の主婦の「やりくり」と病院事務職員の「マネジメント」

3　病院事務職員に役立つ学問とスキル

　専門資格等のない病院事務職員が，入職前後に学ぶと良い学問領域あるいはスキル等は何でしょうか？　医療事務・医療秘書関連の専門学校や通信講座等への受講も悪くないと思います。また，ハードルはやや高いものの，診療情報管理士や医療情報技師のような資格取得を目指すのも良いでしょう。しかし，その種の専門スキルや専門資格等を取得しても，医療現場でそれを生かし「専門職員」として働くのでなければ，病院事務職員として，まずは「総務」のコア機能である管理能力を高めていくのが良いように思います。そういった意味では，いわゆる「経営学」の領域に学ぶべきことが多くありそうです。本来，経営学は，企業が有するヒト・モノ・カネ・情報といった経営資源を，いかに効率的に活用して企業を豊かにできるか考える学問です。また，経営学部の上位の教育機関として存在するビジネススクールでは，経営学修士（MBA：Master of Business Administration）の取得を目指す社会人も少なくありません。実際，経営学科目の中には，経営戦略，ロジカルシンキング，人材・組織論，

会計，ファイナンス，マーケティングなど実践的な学問領域が多く，あらゆる分野の社会人にとって役立つ知識やスキル等が数多く網羅されています。

　経営学以外にも，例えば法律系を学ぶことには意義があり，特に，社会労務関係の知識を高めることは，人事管理や労務管理等の業務にあたる事務職員には大きな力となるはずです。また，語学の習得一つをとっても，外国人患者さんへの対応だけでなく，海外からの資料や文書などの読解面でとても役に立つはずです。さらに，電子カルテ化が進んでいる医療機関では，システム工学（System Engineering）の知識なども病院でのシステム導入やシステム更新の際に必ず重宝がられます。もっと身近なところで言えば，エクセルやアクセスといったパソコンソフトの上級資格を有し，パワーポイントを利用したプレゼン能力に長けていることなども日常業務では役に立ちます。とは言っても，新人の事務職員として初めて配置された部門・部署において，日常業務を遂行しながらこれらの学習やスキル等の習得・取得を目指すことは，時間的にも経済的にも容易ではありません。従って，まずは，配置された部門・部署において必要とされるが自分には足りないと感じる知識やスキル等を学ぼうとする気持ちを大切にしてください。上層部からの命令で学ぶのではなく，自己啓発的な思いでさまざまな領域に手を出していきながら，気がついたら数多くのことに精通しているというのが理想的な流れかと思われます。

　実際，社会人（組織人）としてのキャリアパスを考える際，「ジェネラリスト」か「スペシャリスト」かといった議論が時にありますが，病院の事務職員としては，まずは「ジェネラリスト」を目指すことが大事だと思います。その上で，ある程度のことができるようになった折に，何か一部の領域（分野）で良いので特異なスキルを有することができれば，自身の強みともなり差別化にもつながるものと考えます。最終的には，ジェネラリストとしての横棒に1カ所深い縦棒をもつ「T字型人間」になることが，病院事務職員のあるべき姿なのかも知れません。

コラム20　人生100年時代の設計図を考える

　2016年の時点で日本には100歳以上の高齢者が6万人以上住んでおり，2050年には100万人に達するとされています。従前からある「年功序列」による給与体系では，就職直後は能力以上の給与をもらえるかもしれませんが，ある程度仕事ができるようになった（生産性が上がってきた）頃には給与の上昇が自身のスキルアップに追いつかず，生産性が落ち始めてからスキルを上回る給与を得るという傾向がありました。その結果，生涯給与を確実に回収するために，定年（昔は65歳）までしっかり働くというのが常でした。しかし，高騰する人件費を抑制するために，そして新規入職者への道を開くために，日本では原則60歳を定年とした経緯が過去にあります。当時は，定年後10年ほどで人生の最期を迎えると思っていたのでしょうが，平均寿命がどんどん延びるにつれ，「人生100年時代」を意識した人生設計が求められるようになりました。

　最近は，国も，60歳で定年を迎えたあと65歳までは希望者への再雇用を義務づけてはいますが，以前のような高給を望むことはできず，体は動くであろう75歳くらいまでの「生き方」がまさに今問われています。医療機関に限らず，ひたすら総務的な仕事ばかりをしてきた事務職員は，60～65歳の頃に他人と差別化できる能力やスキル等を有していないことが少なくありません。中央官庁や大手であれば天下り的な就職先を斡旋してくれるかもしれませんが，通常，そのような美味しい話はありません。その一方で，病院という職場では，医療従事者を中心とする専門職種（専門業務）が多いこともあり，さまざまな仕事や資格等の存在を見聞きすることが多いはずです。国家資格等を得るために新たに学校に入ることなどはハードルが高いかもしれませんが，病院事務職員として通常の業務に慣れた中堅どころの時期に，セカンドライフを意識した「自分自身の強み作り」を検討することは思いのほか重要です。実際，病院内の事務職員が行っている日常業務の中には，派遣や委託業者に委ねてきた専門的業務が少なくありません。日頃の業務において，その種の専門職員を単に管理・監督するだけでなく，何か自分に役立つものはないかという視点で関わっておくことが，皆さんの「人生100年時代の設計図」を考える上で大切なのかもしれません。

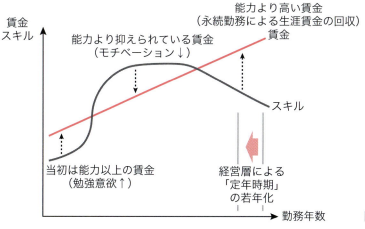

「年功序列」による給与体系の問題点

文　献

（引用文献・引用サイト）

1) 厚生労働省資料：医療施設動態調査（平成28年1月末概数）
   URL：http://www.mhlw.go.jp/toukei/saikin/hw/iryosd/m16/is1601.html
2) 厚生労働省資料：医療施設動態調査（平成27年10月末概数）
   URL：http://www.mhlw.go.jp/toukei/saikin/hw/iryosd/m15/is1510.html
3) 小林利彦：医師事務作業補助者のための32時間教本～くりかえし読んでほしい解説書～．p8，洋學社，神戸，2016．
4) 喜田泰史，柴山麻祐子，谷光　透ほか：医療機関の事務職員に求められる知識・技能の論点整理．川崎医療福祉学会誌25（2）：339-345, 2016．
5) 厚生労働省資料：モデル評価シート・モデルカリキュラム 一覧表
   URL：http://www.mhlw.go.jp/stf/seisakunitsuite/bunya/0000127397.html
6) 厚生労働省資料：医療法に基づく人員配置標準について（資料2）
   URL：http://www.mhlw.go.jp/shingi/2007/03/dl/s0323-9b.pdf
7) 厚生労働省資料：第1回医師の働き方改革に関する検討会資料
   URL：http://www.mhlw.go.jp/stf/shingi2/0000173615.html
8) 厚生労働省資料：医療施設PFIにおける業務委託範囲の選択肢と職員影響度のあり方．
   URL：http://www.mhlw.go.jp/topics/2005/06/dl/tp0602-1d1.pdf
9) JAHIS調査事業．医療情報システム導入調査
   URL：https://www.jahis.jp/action/id=57?contents_type=23
10) 医療情報システムの安全管理に関するガイドライン 第5版
    URL：http://www.mhlw.go.jp/file/06-Seisakujouhou-12600000-Seisakutoukatsukan/0000166288.pdf
11) 厚生労働省資料：個人情報保護法の改正概要
    URL：http://www.mhlw.go.jp/file/05-Shingikai-10601000-Daijinkanboukouseikagakuka-Kouseikagakuka/151117_tf1_s4.pdf
12) 厚生労働省資料：診療録等の電子媒体による保存について
    URL：http://www1.mhlw.go.jp/houdou/1104/h0423-1_10.html
13) 厚生労働省資料：我が国の医療制度の概要
    URL：http://www.mhlw.go.jp/bunya/iryouhoken/iryouhoken01/dl/01a.pdf
14) 厚生労働省資料：横断的事項（その2）診療報酬に係る事務の効率化・合理化及び診療報酬の情報の利活用等を見据えた対応について
    URL：http://www.mhlw.go.jp/file/05-Shingikai-12404000-Hokenkyoku-Iryouka/0000170931.pdf
15) 厚労省資料：要介護度別認定者数の推移
    URL：http://www.mhlw.go.jp/bunya/shakaihosho/seminar/dl/02_98-02_2.pdf
16) 厚生労働省資料：平成27年度における保険医療機関等の指導・監査等の実施状況
    URL：http://www.mhlw.go.jp/file/04-Houdouhappyou-12404000-Hokenkyoku-Iryouka/

文献

      0000146376.pdf
17) 厚生労働省資料：「チーム医療の推進に関する検討会」報告書
　　URL：http://www.mhlw.go.jp/shingi/2010/03/dl/s0319-9a.pdf
18) 厚生労働省資料：平成28年度診療報酬改定の概要
　　URL：http://www.mhlw.go.jp/file/06-Seisakujouhou-12400000-Hokenkyoku/
　　0000115977.pdf
19) 日本看護協会ウェブサイト
　　URL：https://www.nurse.or.jp/nursing/practice/tokutei/overview/index.html
20) 厚生労働省資料：特定行為区分とは
　　http://www.mhlw.go.jp/stf/seisakunitsuite/bunya/0000077098.html
21) 小林利彦：病院の機能分化の流れを踏まえたこれからの「地域連携室」の役割．地域連携 入退院と在宅支援9（3）：2-7，2016.
22) 内閣府ウェブサイト関連資料：紹介率の計算式
　　URL：http://www8.cao.go.jp/kisei/giji/009/1-2.pdf
23) 厚生労働省ウェブサイト：医療法における病院等の広告規制について
　　URL：http://www.mhlw.go.jp/file/06-Seisakujouhou-10800000-Iseikyoku/0000171628.pdf
24) 廃棄物処理法に基づく感染性廃棄物処理マニュアル．環境省大臣官房 廃棄物・リサイクル対策部，平成29年3月．
　　URL：https://www.env.go.jp/recycle/misc/kansen-manual.pdf
25) 厚生労働省資料：災害医療について
　　URL：http://www.mhlw.go.jp/seisakunitsuite/bunya/kenkou_iryou/iryou/iryou_keikaku/dl/shiryou_a-4.pdf
26) 厚生労働省資料　医療事故調査制度について 概要図
　　URL：http://www.mhlw.go.jp/file/06-Seisakujouhou-10800000-Iseikyoku/0000099650.pdf

（参考文献）

1) 小林利彦：医師事務作業補助者のための32時間教本～くりかえし読んでほしい解説書～．洋學社，神戸，2016.
2) 病院機能評価 機能種別版評価項目 解説集 一般病院2＜3rdG:Ver.1.1＞．公益財団法人 日本医療機能評価機構，2017.
3) グロービス経営大学院：グロービス MBA マネジメント・ブック【改訂3版】．ダイヤモンド社，東京，2008.
4) 宇沢弘文：社会的共通資本．岩波書店，東京，2000.
5) 小林利彦：病院の「チーム医療」の本質．病院74（2）：106-111，2015.
6) 文部科学省資料：資質・能力等 関係資料
　　URL：http://www.mext.go.jp/b_menu/shingi/chukyo/chukyo3/057/siryo/__icsFiles/afieldfile/2015/11/26/1364728_02_2.pdf
7) 佐合茂樹：改訂8版 病院新入職者基礎講座．(株)産労総合研究所，経営書院，東京，2015.
8) A.H. マズロー：人間性の心理学―モチベーションとパーソナリティ（小口忠彦 訳），改訂新版，産能大出版部，東京，1987.
9) みんなが欲しかった！社労士 はじめの一歩2017年度．TAC出版，東京，2016.
10) グロービス経営大学院：グロービス MBA アカウンティング【改訂3版】．ダイヤモンド社，東京，

2008.
11) Charles Vincent 著（相馬孝博・藤澤由和・訳）：患者安全（原著第2版）．篠原出版新社，東京，2015.
12) 国立大学附属病院長会議常置委員会 医療安全管理体制担当校：国立大学附属病院における医療上の事故等の公表に関する指針（改訂版）平成24年6月
URL：http://www.univ-hosp.net/guide_cat_04_15.pdf
13) 西田在賢：医療・福祉の経営学．薬事日報社，東京，2011.

索　引

欧　文

A
Accountability ……………………………… 103
AED（Automated External Defibrillator）…… 124
AI（Artificial Intelligence）………………… 85
Ai（Autopsy imaging）……………………… 131
Amenity ……………………………………… 112

B
BCP（Business Continuity Planning）…… 53, 113, 126
BEP（Break Even Point）…………………… 106
BLS（Basic Life Support）………………… 124
BS（Balance Sheet）………………………… 103

C
CE（Clinical Engineer）…………………… 116
CF（Cash Flow Statement）………………… 103
Child Protection Team ……………………… 101
CT 撮影 ……………………………………… 131
　　死後の── ……………………………… 131

D
D-MAT（Disaster Medical Assistance Team）… 126
DPC（Diagnosis Procedure Combination）…… 69
DPC/PDPS（DPC/per-Diem Payment System） ……………………………………… 69, 70
DV（Domestic Violence）………………… 33, 101

E
e-文書法 ……………………………………… 56
e-learning …………………………………… 34

G
GDCA ………………………………………… 35
Goal …………………………………………… 34
Governance ………………………………… 134
Government ………………………………… 134

GRM
GRM（General Risk Manager）………… 128, 129

H
Harmful incident …………………………… 127

I
ICT（Infection Control Team）……………… 82
ICT（Information and Communication Technology） ………………………………… 95
　　──システム ……………………………… 95
ID ……………………………………… 49, 61
　　──番号 ……………………………………… 61

M
M&M（Mortality and Morbidity）………… 127
Management ………………………………… 134
MBA（Master of Business Administration） ……………………………………… 32, 135
ME（Medical Engineer）…………………… 116
Motivation …………………………………… 38
MSW（Medical Social Worker）……… 4, 81, 90, 97

N
No harm incident …………………………… 127

O
OECD（Organization for Economic Cooperation and Development）8 原則 ……………… 53
Off-JT（Off the Job Training）…………… 31
OJT（On-the-Job Training）……………… 31
OT ……………………………………………… 4

P
PDCA サイクル ……………………………… 34
PL（Profit & Loss Statement）…………… 103
PR ……………………………………………… 94
PSW（Psychiatric Social Worker）……… 98
PT ……………………………………………… 4

143

索　引

Q
Quality ……………………………………… 112

S
SPD（Supply Processing Distribution）……… 119
ST ……………………………………………… 4

SUD（Single-Use Device）……………… 122
System Engineering ……………………… 136

T
T字型人間 …………………………………… 136

和　文

あ

挨拶 ………………………………………… 27
合い見積もり ……………………………… 118
アクシデント ………………………… 21, 127
アルバイト ………………………………… 40
安全 ………………………………………… 123
　　病院── …………………………… 123
安全衛生委員会 …………………………… 22
安全衛生管理 ……………………………… 39
安全管理 …………………………………… 133
按分 ………………………………………… 107

い

委員会 ……………………………………… 19
医学管理 …………………………………… 76
医学管理料 ………………………………… 79
生き方 ……………………………………… 137
医業 ………………………………………… 3
医業収益 …………………………………… 103
医業費用 …………………………………… 103
医業利益率 ………………………………… 106
育児休業 …………………………………… 45
育児放棄 …………………………………… 101
意見書 ……………………………………… 81
医師 ………………………………………… 2
医事 ………………………………………… 26
医事課 ………………………………… 26, 59
意思決定 …………………… 13, 19, 108, 111
　　──組織 …………………………… 19
医師事務作業補助 ………………………… 26
医師事務作業補助者 ………………… 2, 81, 82
医師事務作業補助体制加算 ……………… 82
医師賠償責任保険 ………………………… 129
医事紛争 …………………………… 123, 129
医師法 …………………………… 3, 27, 49, 77

異状死体 …………………………………… 131
委託 ……………………… 27, 46, 113, 114, 121
　　外部── ………………………… 27, 114
　　──業務 ………………………… 46, 47
委託業者 ……………………………… 47, 137
委託職員 ……………………………… 41, 60
委託費 ………………………………… 103, 105
一次救急 …………………………………… 63
1日当たり ………………………………… 70
　　──の包括入院診療費 ……………… 70
一部負担金 …………………………… 64, 65, 71
一般競争入札 ……………………………… 118
一般病床 …………………………………… 1
異動 …………………………………… 11, 19
　　人事── …………………………… 19
命のリレー ………………………………… 124
医薬品 ……………………… 22, 75, 118, 119
　　在庫── …………………………… 119
　　採用── …………………………… 22
　　新規── …………………………… 22
医薬品相談 ………………………………… 97
医薬品や食料等の備蓄 ………………… 125
医療 ………………………………………… 27
医療安全 ……………………… 21, 33, 97, 123
医療安全管理 ……………………………… 21
医療安全管理委員会 ……………………… 21
医療安全管理研修会 ……………………… 33
医療安全管理室 ……………………… 21, 128
医療安全管理部門 ………………………… 128
医療過誤 …………………………… 127, 128, 129
医療機関 …………………………………… 1
医療機器 …………………………………… 113
医療機器の共同利用 ……………………… 89
医療機能回復 ……………………………… 126
医療救護班 ………………………………… 126
医療クラーク ………………………… 2, 81, 82
医療計画 …………………………………… 89
　　──制度 …………………………… 89

医療行為 …………………………………… 3
医療材料 ……………………………… 75, 118
医療事故 ……………………… 4, 127, 129
　　──訴訟 …………………………… 129
　　──調査制度 ……………………… 129
医療事故対策会議 ………………………… 128
医療事故調査 ……………………………… 130
医療事故調査・支援センター ………… 129
医療施設賠償責任保険 ………………… 129
医療事務 ……………………………… 46, 135
医療従事者 …………………………… 39, 133
医療従事者用クリニカルパス ………… 56
医療需要 ……………………………… 7, 111
医療情報 ……………………………… 33, 53
　　──システム ……………………… 53
医療情報技師 ………………………… 2, 135
医療情報システムの安全管理に関
　　するガイドライン ………………… 54
医療制度 …………………………………… 65
医療ソーシャルワーカー ……………… 81
医療チーム ………………………………… 82
医療提供体制 ……………………………… 65
医療廃棄物処理 …………………………… 46
医療費 ……………………………………… 97
　　──の支払い ……………………… 97
医療秘書 ……………………………… 27, 135
医療福祉支援センター ………………… 90
医療法 …………………… 1, 13, 19, 27, 46, 89, 93
医療法改正 ………………………………… 89
医療法人 …………………………………… 13
医療法施行規則 …………………………… 46
医療保険 …………………………………… 27
医療保険制度 ……………………… 27, 65
医療ミス …………………………………… 127
医療メディエーター ……………………… 100
医療倫理 …………………………………… 33
院外処方 …………………………………… 59

院外処方箋 …………………… 55
インシデント ………… 21, 127
インセンティブ ……………… 38
インターネット ……………… 55
インディケータ …………… 121
院内規程 ……………………… 19
院内緊急コード …………… 124
院内在庫 …………………… 119
院内情報システム …………… 46
院内清掃 ……………………… 46
院内調査 …………………… 129
院内物品管理 ………………… 46
院内物流システム ………… 119
院内文書 ……………………… 19
院内マニュアル ……… 51, 124
院内連携 ……………………… 89

う
ウェブサイト ……… 10, 59, 93
受付 …………………………… 59
　──カウンター …………… 59
受付対応 ……………………… 27

え
営業活動 ……………………… 94
衛生材料 …………………… 119
栄養管理チーム ……………… 33
栄養相談 ……………………… 97

お
応急処置 …………………… 124
応急治療 …………………… 126
概ね妥当 ……………………… 78
オカランス ………………… 127
オプトアウト ………………… 54
オンライン …………… 50, 83
　──転送 …………………… 50

か
課 ……………………………… 6
会議 …………………………… 19
会計 ………… 59, 62, 118, 136
　──処理 …………… 62, 118
会計係 ……………………… 117
会計準則 …………………… 103
会計法 ……………………… 118
会計窓口 ……………………… 61
解雇 …………………… 40, 44
介護サービス ………………… 73
介護認定審査会 ……………… 73
介護保険 ……………… 45, 73
　──制度 …………………… 73
介護保険主治医意見書 ……… 62
介護保険料 …………………… 47
開示 …………………………… 21
　診療情報の── …………… 21
回収率 ………………………… 64
改正個人情報保護法 ………… 54
ガイダンス …………………… 54
ガイドライン ………………… 33
回答 …………………………… 99
外部委託 ………… 6, 27, 114
回復期 ………………………… 7
開放病床 ……………………… 89
外来 …………………………… 59
　──業務 …………………… 59
外来患者数 …………………… 91
外来診察室 …………………… 59
外来診療収益 ……………… 103
外来窓口 ……………………… 27
外来満足度調査 ……………… 99
害を起こさなかったインシデント
 …………………………… 127
係 ……………………………… 6
かかりつけ医 ………………… 89
書き換え ……………………… 56
学習意欲 ……………………… 37
学習する組織化 ……………… 17
火災訓練 …………………… 125
貸出し ………………………… 50
過失 ………………………… 127
画像記録 ……………………… 49
学会 …………………………… 86
カテゴリー …………………… 69
加入保険 ……………………… 62
ガバナンス ………………… 134
ガバメント ………………… 134
過半数代表者会議 …………… 16
紙カルテ ……………… 21, 50
カルテ ………………… 21, 49
　──記載 …………………… 21
　電子── …………………… 21
カルテ開示 …………………… 50
過労死 ………………………… 42
　──ライン ………………… 42
看護記録 ……………………… 49
看護師 ………………………… 2
看護師長 ……………………… 5
看護部長 …………… 3, 13, 129
看護補助者 …………………… 81
監査 ………… 6, 77, 78, 80, 118
監視カメラ ………………… 100
肝疾患診療連携拠点病院 …… 98
感謝 ………………………… 133
患者基本情報 ………………… 53
患者給食 ……………………… 46
患者の急変 ………………… 124
患者支援センター ……… 90, 97
患者紹介 ……………………… 63
患者相談窓口 ………… 82, 97
患者の権利 …………………… 33
患者番号 ……………………… 49
患者満足度 …………… 59, 62
患者満足度調査 ……… 59, 114
患者用クリニカルパス ……… 56
がん診療連携拠点病院 ……… 98
感染 …………………………… 21
感染症病床 …………………… 1
感染性廃棄物 ……… 112, 114
感染性微生物 ……………… 121
感染対策 ……………… 21, 33
　──委員会 ………………… 21
感染対策研修会 ……………… 33
感染対策チーム ……………… 82
カンファレンス ……… 44, 127
幹部職 ……………………… 129
管理 ……………… 133, 134, 135
　──能力 ………………… 135
管理栄養士 …………… 2, 97
管理会計 …………… 103, 106
管理者 ………………………… 13
管理職 ……………… 3, 13, 20
管理料 ………………… 67, 76
緩和ケアチーム ……………… 33

索引

き

- 企画 … 26
- 基幹病院 … 2, 14
- 危機的状況 … 129
- 期限切れ管理 … 119
- 議事録 … 23, 51
- 規制緩和 … 54
- 帰属意識 … 38
- 規程 … 19, 23, 51
  - 院内―― … 19
- 規定 … 23
- 技能 … 26
  - 知識と―― … 26
- 機能存続計画 … 126
- 機能分化 … 7
- 機微な情報 … 53
- 基本財務3表 … 103
- 基本動作 … 27
- 基本方針 … 9
- 逆紹介率 … 89, 91
- 虐待 … 33, 63, 100, 101
  - 高齢者―― … 100
  - 児童―― … 100
  - 障害者―― … 100
  - 身体的―― … 100
  - 心理的―― … 100
  - 配偶者―― … 100
- キャリアパス … 14, 32, 136
- 救急医療 … 89
- 救急医療体制 … 126
  - 初期―― … 126
- 救急カート … 119
- 救急外来 … 63
  - ――部門 … 63
- 救急外来室 … 63
- 救急車 … 63
- 救急車搬送件数 … 92
- 休日労働 … 44
- 急性期 … 7
- 急変 … 124
  - 患者の―― … 124
- 救命 … 128
- 救命救急センター … 63, 98
- 給与計算 … 39
- 給与体系 … 137
- 給与費 … 103
- 給与未払い問題 … 42
- 給与明細書 … 47
- 給料 … 47
- 教育 … 39
- 共済組合 … 65
- 業者 … 119
  - 納入―― … 119
- 行政処分 … 77, 78
- 強制法規 … 44
- 競争資金 … 118
  - 公的―― … 118
- 共同指導 … 78
- 共同診療 … 89
- 共同利用 … 89
  - 医療機器の―― … 89
- 業務支援 … 81
- 業務調整員 … 126
- 業務独占 … 2
- 虚偽入力 … 56
- 記録 … 78
- 緊急時対応 … 124
- 緊急招集 … 124
- 金銭的報酬 … 38
- 勤怠管理 … 39
- 勤務医師包括担保特約 … 129
- 勤務医向けの医師賠償責任保険 … 129
- 勤務環境管理 … 81
- 勤務形態 … 3, 40
- 勤務時間 … 41

く

- 苦情 … 97
- 口コミ … 59
- 組合 … 16
- 組合管掌健康保険 … 65
- クリティカルパス … 56
- クリニカルパス … 22, 56
  - 医療従事者用―― … 56
  - 患者用―― … 56
- クレーマー … 62, 98, 100, 124
  - ――対策 … 124
- クレーム … 97
- 訓練 … 124

け

- ケアマネジャー … 90
- 経営学 … 135
- 経営学修士 … 135
- 経営企画 … 109
  - ――部門 … 109
- 経営資源 … 14
- 経営戦術 … 109
- 経営戦略 … 109, 135
- 経営判断 … 108
- 経過観察 … 78
- 計画年度 … 10
- 経済問題 … 97
- 警察 … 131
- 警察OB … 100, 124
- 掲示物 … 59
- 経時の変化 … 108
- 経費 … 122
- 警備業務 … 46
- 警備室 … 124
- 警備保障会社 … 123
- 契約期間 … 44
- 経理 … 26
- 劇薬 … 119
- 結核病床 … 1
- 決算 … 11
- 原因究明 … 129, 130
- 原因検索 … 127
- 限界利益 … 108
- 原価計算 … 106, 107
- 減価償却 … 109
- 減価償却費 … 103, 105
- 研究会 … 86
- 研究研修費 … 103, 105
- 現況届出報告 … 76
- 現金主義 … 104
- 権限委譲 … 3, 17
- 言語聴覚士 … 2
- 健康診断 … 39, 45, 123
- 健康保険 … 45
- 健康保険傷病手当金支給申請書 … 62
- 健康保険法 … 19
- 検査所見 … 49
  - ――記録 … 49

研修 ……………………… 32, 39	国民皆保険 ………………………… 65	再使用物品 ……… 118, 119, 121
検収 ……………………………… 117	国民健康保険 ……………………… 65	再製造 …………………………… 122
研修会 …………………………… 32	国民健康保険団体連合会 ……… 65	在宅医療 …………………………… 7
現状分析 ………………………… 111	国民健康保険法 …………………… 65	再発防止 …………………… 127, 129
検体検査 ………………………… 46	国立社会保障・人口問題研究所	財務会計 ………………………… 103
限度額適用認定証 ……………… 71	（社人研） ……………………… 7	財務諸表 ………………………… 103
見読性 …………………………… 56	個人情報 ………………… 22, 53	再滅菌器材 ……………………… 121
現物給付 ………………………… 65	──漏洩 ………………………… 53	採用医薬品 ……………………… 22
原本性 …………………………… 51	個人情報保護 ………… 22, 33, 53	採用条件 ………………………… 41
文書の── ……………………… 51	個人情報保護法 ……… 22, 53	裁量型労働制 …………………… 42
	国家資格 ………………………… 2	材料費 …………………… 103, 105
┌─────── こ ───────┐	固定費 …………………………… 106	サイレント・マジョリティ …… 98
コアコンセプト ………………… 112	言葉づかい ……………………… 28	差額ベッド ……………………… 105
ご意見箱 ………………………… 98	子ども・子育て拠出金 ………… 45	作業療法士 ………………………… 2
高額療養費制度 ………………… 71	誤認 ……………………………… 21	査定 ………………………… 65, 75
後期高齢者 ……………………… 65	個別同意 ………………………… 54	36[さぶろく]協定 ……………… 42
──医療制度 …………………… 65	個別指導 ………… 6, 69, 78, 80	差別化 …………………………… 136
後期高齢者医療被保険者証 …… 71	コミットメント ………… 32, 38	残業 ……………………………… 23
合議体 …………………………… 15	コミュニケーション …………… 25	──時間 ………………………… 23
広告 ……………………………… 93	──能力 ………………………… 25	産業医 …………………………… 22
公告 ……………………………… 118	固有資産 ………………………… 118	産業廃棄物管理票 ……………… 114
控除 ……………………………… 41	雇用管理 ………………………… 39	三次救急 ………………………… 63
厚生 ……………………………… 45	雇用形態 …………………… 3, 40	
向精神薬 ………………………… 119	雇用保険 ………………………… 45	┌─────── し ───────┐
厚生年金保険 …………………… 45	雇用保険料 ……………………… 47	ジェネラリスト ………………… 136
厚生労働省 ……………………… 80	雇用保障 ………………………… 40	支援 ……………………………… 134
交替 ……………………………… 42	コンサルタント ………………… 112	歯科医師 ………………………… 2
2── …………………………… 42	コンプライアンス ……………… 38	自家発電 …………………… 125, 126
公的競争資金 …………………… 118		──対応 ………………………… 125
公的病院 ……… 11, 29, 46, 106	┌─────── さ ───────┐	時間外労働 ……………………… 42
公的負担率 ……………………… 71	サーバ攻撃 ……………………… 54	指揮命令系統 …………………… 5
高度急性期 ………………………… 7	サーバント・リーダーシップ … 17	時給制 …………………………… 41
公費負担 ………………………… 71	サービス業 ……………………… 27	資金ショート …………………… 106
──医療制度 …………………… 71	災害医療派遣チーム …………… 126	思考力 …………………………… 26
交付金 …………………………… 106	災害拠点病院 …………… 98, 126	自己学習 ………………………… 32
広報 ……………………………… 94	災害訓練 ………………………… 125	死後画像診断 …………………… 131
後方連携 ………………………… 90	在庫 ………………………… 118, 119	自己啓発 …………… 32, 44, 136
公立病院 …………………… 29, 46	院内── ……………………… 119	事故対応 ………………………… 129
高齢者虐待 ……………………… 100	──管理 ……………………… 118	──策 ………………………… 129
高齢受給者証 …………………… 71	──物品 ……………………… 118	事故調査 ………………………… 130
コーディネータ ………………… 98	在庫医薬品 ……………………… 119	医療── ……………………… 130
コード化 ………………………… 50	在庫保管 ………………………… 106	死後のCT撮影 ………………… 131
データの── ………………… 50	再雇用 …………………………… 137	自己評価 ………………………… 34
コードブルー …………………… 124	再指導 …………………………… 78	自己負担金 ……………………… 62
国保 ……………………………… 65	再承認 …………………………… 122	自己負担限度額 ………………… 71

147

索　引

資産 … 103	社会保険料 … 41, 47	——による評価 … 34
資産価値 … 109	社会保障 … 65	仕様書 … 114
資質 … 25	——制度 … 65	消毒 … 120
システム … 123	社会保障費 … 12	小児慢性特定疾病 … 71
システム化 … 124	社会労務 … 136	傷病詳記 … 75
システム工学 … 136	社会労務士 … 45, 101	傷病名 … 69
システム更新 … 136	謝罪 … 128	消防訓練 … 125
施設 … 112	就業規則 … 16, 43	消防計画 … 125
施設管理 … 26	就業時間 … 41	情報収集 … 123
施設基準 … 75, 76	周産期母子医療センター … 98	情報提供 … 80
施設警備 … 123	重大事例 … 127	情報の共有 … 50
施設設備 … 46	住宅支援 … 46	情報の検索・抽出 … 50
自治体病院 … 14, 106	住宅手当 … 45	消防法 … 125
室 … 6	集団指導 … 77	情報漏洩 … 21, 22
質的管理 … 119	集団的個別指導 … 77	証明書 … 62
質保証 … 122	周知 … 23	賞与 … 106
滅菌の—— … 122	収納係 … 64	将来予測 … 111
室料差額 … 103	14桁コード … 69	症例検討会 … 44
指定取消 … 80	就労支援 … 97, 101	所管 … 19, 23
指定難病 … 71	受益者負担 … 95	——部門 … 19
指定要件 … 126	宿直 … 42	初期救急医療体制 … 126
指導 … 77	主治医 … 44	初期臨床研修医 … 14
自動会計 … 59	主治医意見書 … 73	職位 … 5
——システム … 59	手術記録 … 49	職員教育 … 27
児童虐待 … 100	手術件数 … 92, 108	職員採用 … 39
児童虐待防止チーム … 101	手術・処置 … 69	職業倫理 … 14
自動算定 … 79	受診 … 59	褥瘡対策チーム … 33
指導料 … 67, 76	受診カード … 61	嘱託 … 40
死亡時画像診断 … 131	受診受療問題 … 97	職場環境 … 38
死亡事例 … 130	受診用カード … 49	初診 … 61
予期しない—— … 130	受診歴 … 62	——受付 … 61
資本 … 103	受領者 … 122	女性医師 … 41
シミュレーション … 113, 126	巡回警備 … 123	所定労働時間 … 41
事務職員 … 25	純資産 … 103	処方せん … 49
事務長 … 3, 13, 129	生涯学習 … 34, 86	書類作成 … 81
指名競争入札 … 118	生涯給与 … 137	人員配置 … 11, 39
社会人 … 136	障害児 … 71	人員配置標準 … 39
社会的共通資本 … 10, 12	障害者 … 71	新規医薬品 … 22
社会的問題 … 97	障害者虐待 … 100	新規入院患者数 … 90
社会福祉士 … 2, 90, 97	紹介状 … 81, 89	人件費 … 39, 103, 105
社会福祉制度 … 97	紹介率 … 89, 91	——率 … 105
社会保険 … 39, 45	消火訓練 … 125	人材・組織論 … 135
社会保険医療担当者 … 77	使用期限 … 119	審査支払機関 … 65, 67, 75
社会保険診療報酬支払基金 … 65	証拠保全 … 128	診察室 … 59
社会保険制度 … 45	上司 … 34	外来—— … 59

人事 …………………………… 26, 39
　──部門 …………………………… 39
人事異動 …………………… 19, 29, 46
人身事故 …………………………… 127
真正性 ……………………………… 56
人生の最期 ………………………… 137
人生の最終段階における医療の決
　定プロセス ……………………… 85
人生100年時代 …………………… 137
新専門医制度 ……………………… 14
身体的虐待 ………………………… 100
身体的問題 ………………………… 97
診断書 ……………………… 62, 81, 83
心肺停止 …………………………… 124
　──状態 ………………………… 124
心理的虐待 ………………………… 100
心理的問題 ………………………… 97
診療科長会議 ……………………… 108
診療関連情報 ……………………… 49
診療記録 ………………… 21, 49, 83, 128
診療サービス ……………………… 59
診療実績 …………………………… 90
診療所 ………………………………… 1
診療情報 …………………………… 21, 49
診療情報管理 …………… 21, 26, 27, 49
　──部門 …………………………… 49
診療情報管理委員会 ……………… 21
診療情報管理士 …………… 2, 21, 36,
　49, 81, 135
診療情報管理マニュアル ………… 50
診療情報の開示 …………………… 21
診療単価 …………………………… 92, 108
診療放射線技師 …………………… 2
診療報酬 ………………… 26, 64, 65
診療報酬改定 …………… 27, 67, 82
診療報酬請求 ……… 6, 26, 50, 65,
　75
　──項目 ………………………… 75
診療報酬制度 ……………………… 11
診療報酬点数表 ………… 65, 75, 77
診療報酬明細書 ……… 26, 64, 65, 67
診療補助 …………………………… 27
診療申込書 ………………………… 61
診療録 ……………………… 21, 49, 50
　──の閲覧 ……………………… 50

す

スタッフ …………………………… 5
ステークホルダー ………………… 103
スペシャリスト …………………… 136

せ

税 …………………………………… 65
生活保護 …………………………… 65
　──者 …………………………… 65
正規職員 …………………………… 40
請求書 ……………………… 117, 118
税金 ………………………………… 103
生産性 ……………………………… 137
正社員 ……………………………… 40
正職員 ……………………………… 40
精神病床 …………………………… 1
清掃業務 …………………………… 114
精度管理 …………………………… 120
誓約書 ……………………………… 53
セカンドライフ …………………… 137
責任追及 …………………… 127, 130
セキュリティ ……………………… 55
　──システム …………………… 55
接客 ………………………………… 59
　──応対 ………………………… 59
積極的プライバシー権 …………… 53
接遇 ……………………… 27, 29, 33
　──教育 ………………………… 27
設計コンセプト …………………… 111
設備 ………………………………… 112
設備投資 …………………………… 109
説明 ………………………………… 128
説明責任 …………………………… 103
セミナー …………………………… 32
全館放送 …………………………… 124
全国健康保険協会 ………………… 65
専従 ………………………………… 82
　──化 …………………………… 82
戦術 ………………………………… 9
洗浄 ………………………………… 120
洗浄滅菌室 ………………………… 121
専任 ………………………………… 82
　──化 …………………………… 82
専任職員 …………………………… 29
前方連携 …………………………… 90

専門医 ……………………………… 36
専門家 ……………………………… 129
専門業務 …………………………… 137
専門資格 …………………………… 36
専門職員 …………………………… 135
専門職種 …………………………… 137
戦略 ………………………………… 9

そ

総合受付 …………………………… 61
操作制限 …………………………… 54
相談窓口 …………………… 60, 61, 97
　患者── ………………………… 97
想定訓練 …………………………… 113
総務 ………………………………… 135
組織構造 …………………………… 3
組織サイクル ……………………… 17
組織人 ……………………………… 136
組織図 ……………………………… 5
組織文化 …………………………… 123
損益分岐点 ………………………… 106
損害賠償金 ………………………… 129

た

退院支援 …………………………… 89, 97
退院支援加算 ……………………… 90
退院時サマリー …………………… 21
退院調整 …………………………… 89
大学病院 …………………………… 14
体験学習 …………………………… 31
代行入力 …………………… 79, 81, 83
耐震構造 …………………………… 126
耐震診断 …………………………… 125
対前月比較 ………………………… 108
対前年度比較 ……………………… 108
態度 ………………………………… 25
耐用期間 …………………………… 109
ダ・ヴィンチ ……………………… 85
立ち入り …………………………… 42
立替え ……………………………… 122
棚卸し ……………………………… 119
単価 ………………………………… 14
単回使用医療機器 ………………… 122
短時間正規職員 …………………… 41, 46
単年度計画 ………………………… 10

149

索引

ち

地域医療構想	7
地域医療支援病院	89
——制度	89
地域医療連携室	89
地域医療連携ネットワークシステム	54, 95
地域連携室	26, 81, 89, 94
地域連携パス	89
チーム医療	17, 33, 81, 82
チームマネジメント	26
治験	22
——管理	22
知識	25, 26
——と技能	26
地方厚生（支）局	76
中央管理	116
中央器材室	121
仲介者	100
中間処理	114
中長期計画	9, 10
直接雇用	40
直課	108
賃金	41, 44, 47

つ

通知	23
通知義務	100

て

手当て	41, 45
定額法	109
定数	119
定数確認	119
定率法	109
データのコード化	50
データの二次利用	50
適応外	75
適時調査	69, 78, 80
出来高請求	70
点検	113
電子化	50, 83
電子カルテ	21, 50, 56, 83
——導入率	50
電子カルテの三原則	56
転倒	21
——・転落	21
テンプレート	79
転落	21
転倒・——	21

と

動因	38
統計分析	50
登録取消	80
保険医等の——	80
ドクター・ヘリコプター	63
特定共同指導	78
特定行為	85
特定疾病	73
匿名加工情報	54
毒薬	119
トップダウン型リーダーシップ	17
届出	76
ドライブ	38
トリアージ	126

な

内部告発	78
内部統治	134
7対1入院基本料	39
難病	71
指定——	71
難病医療拠点病院	98

に

ニアミス事例	123
二次救急	63
二次利用	50
データの——	50
2025年	2, 7
日常業務	136
入院期間	71
入院基本料	69, 76
入院基本料等加算	69, 76
入院・手術証明書	62
入院診療計画書	56
入院診療収益	103
入院満足度調査	99
人間関係	29
認知症疾患医療センター	98
認定看護師	36

ね

ネグレクト	100, 101
年間目標	34
年功序列	34, 137

の

ノイジー・マイノリティ	98
納入業者	119
納品	117
納品書	118
能力	25
能力改善サイクル	35

は

バーコード	119
——管理	119
パート	40
バイオハザードマーク	114
廃棄物処理法に基づく感染性廃棄物処理マニュアル	114
配偶者虐待	100
賠償責任保険	129
病院——	129
ハイリスク薬	119
派遣	6, 137
——職員	6
パス	56
働き方	81
バックアップ保管	53
発行者	122
発生主義	104
発注	117
バリアフリー	59, 112
——環境	59
ハリーコール	124
バリュー	9, 10
パワードスーツ	85
搬送	126

ひ

ヒエラルキー	3

非該当 … 73	**ふ**	**ほ**
非感染性廃棄物 … 114	ファイナンス … 136	保安管理 … 123
非金銭的報酬 … 38	不可抗力 … 127	保安業務 … 100
ビジネススクール … 135	不具合事例 … 127	保安室 … 124
秘書 … 82	副院長 … 3, 129	保育所 … 45
非常勤 … 40	複雑系組織 … 17	防火管理者 … 125
非常勤職員 … 3	福利 … 45	包括入院診療費 … 70
ビジョン … 9	福利厚生 … 39, 45	1日当たりの―― … 70
非正規職員 … 3, 41	法定―― … 45	暴言 … 124
備蓄 … 125, 126	法定外―― … 45	防災マニュアル … 126
医薬品や食料等の―― … 125	負債 … 103	法人税 … 103
ビッグデータ … 54	部署 … 3	法人立 … 13
必要病床数 … 7	物品管理 … 117	法定外福利厚生 … 45
避難訓練 … 125	物品購入 … 117	法定基準 … 39
被保険者 … 65, 129	部門 … 3	法定福利厚生 … 45
病院 … 1	プライバシー … 53	法定文書 … 42
病院安全 … 123	――保護 … 53	法定労働時間 … 41
病院運営会議 … 20, 108	プライバシー権 … 53	法的水準 … 39
病院会計 … 103	積極的―― … 53	防犯カメラ … 124
病院改修 … 111	ブラック企業 … 42	防犯対策 … 123
病院開設者 … 13	フラット組織 … 6	訪問医 … 90
病院幹部職 … 11	ブランド … 94	訪問看護師 … 90
病院管理者 … 130	フルタイム … 40	暴力 … 124
病院建設 … 111	プロジェクト・マネジメント … 111	法令 … 19, 33
病院事務職員 … 133	プロパー化 … 29	法令順守 … 38
病院収益 … 6, 11, 64	文書 … 19, 23, 42, 51, 62	報連相 … 6
病院長 … 3, 13, 129	院内―― … 19	ホームページ … 93
病院賠償責任保険 … 129	法定―― … 42	保管期間 … 49
評価 … 32, 34	文書管理 … 52	保険 … 65, 129
上司による―― … 34	文書作成 … 83	賠償責任―― … 129
評価基準 … 34	――補助 … 83	病院賠償責任―― … 129
被用者保険 … 65	文書の原本性 … 51	保険医 … 77, 80
病床 … 1	紛争解決 … 100	――等の登録取消 … 80
病床回転数 … 90	分別 … 114	保険医療機関 … 77
病床稼働率 … 90, 108	分別管理 … 119	保険医療機関及び保険医療養担当規則 … 27
病床機能 … 111	分娩件数 … 92, 108	保険医療機関の取り消し … 78
病床の開放化 … 89		保健医療計画 … 7
病診連携 … 95	**へ**	保険給付 … 65
費用対効果 … 95	平均在院日数 … 90, 108	保険者 … 26, 65
費用配分 … 109	返還金 … 77, 78, 80	保険証 … 61
病病連携 … 95	弁護士 … 129	保険診療 … 22, 33, 65, 77
費用負担 … 65	返書 … 89	――委員会 … 22
費用分割 … 109	変動費 … 106	保険診療外収益 … 105
病名 … 50		保険診療講習会 … 33
ピラミッド型 … 6		

151

索 引

保険請求············26，75，119
保険適応····················75
保険点数····················26
保険料······················65
保守点検················46，116
　　──業務···············116
補助金················106，118
保存義務····················49
保存性······················56

ま
マーケティング··············136
マスター····················50
待ち時間····················59
窓口負担金··················26
マナー······················28
マニフェスト···············114
マネジメント·········26，134
　　チーム──··············26
麻薬······················119
マルトリートメント症候群···101
慢性期·······················7
満足度調査···············98，99
　　外来──··················99
　　入院──··················99

み
未購入製品·················119
未収金······················64
身だしなみ··················27
ミッション················9，10
見積書················117，118

む
無期雇用····················40

め
明細························65
名称独占·····················2
滅菌······················120
　　──医療材料············120
　　──材料················120
滅菌消毒····················46
滅菌の質保証···············122
滅菌の程度·················121

メディエーター············100
　　医療──················100
面会案内····················61
　　──ブース··············61
面会受付····················62
免責······················129
メンテナンス·········112，113
　　──費用················113

も
目標························34
モチベーション····35，38，133

や
夜間救急診療所··············63
夜勤························42
夜勤16時間··················42
薬剤師···················2，97
役職······················3，5
家賃補助····················45
やりくり··················134

ゆ
誘因························38
有害事例··················123
有害なインシデント········127
有害物質··················123
有期雇用····················41
有休休暇····················44
有効期限··················121

よ
要介護······················73
要監査······················78
要支援······················73
要配慮個人情報··········22，54
要約························21
予期しない死亡事例········130
予算························11
欲求階層説··················38
予防接種··················123
予約受付····················89
よろず相談··················97

ら
ライン·······················5

り
リース····················109
リーダー····················17
リーダーシップ··············17
　　トップダウン型──·····17
　　サーバント・──········17
理学療法士···················2
理事長······················13
離職························45
理念························9
略語························21
流動資産··················118
領収書············117，118，122
量的管理··················119
療養担当規則················77
療養病床·····················1
稟議書··················23，51
臨床研究····················22
　　──倫理················22
臨床検査技師················2
臨床工学技士······2，113，116
輪番制······················63
倫理························22
　　──委員会··············22
　　臨床研究──············22

れ
レクリエーション活動支援···45
レシート··················122
レセプト······26，64，65，67，83
レセプト請求················50
レセプトデータ··············50
レベル····················127
レベル3b··················127
　　──以上················127

ろ
漏洩························53
　　個人情報──············53
労使協定····················42
労働安全衛生法······19，45，123
労働関係調整法··············43

労働基準監督署…………42, 44	労働三法………………………43	ローテーション………………11
労働基準法…………16, 41, 43	労働時間………………………41	ロジカルシンキング…………135
労働基準法第36条……………42	所定――……………………41	ロボット………………………85
労働協約………………………43	法定――……………………41	――活用…………………85
労働組合………………………16	労働者…………………………16	
労働組合法……………………43	労働集約型……………………46	
労働契約……………………16, 43	労働条件………………………16	
労働災害………………………45	労働法…………………………40	
労働災害保険…………………45	労務管理………………39, 41, 43	

最後に

　本書は，これから医療機関を職場にしようとしている事務職員，および将来病院で働くことを考えている専門学生や一般学生などを主たる読者対象として執筆しました。「病院」と聞くとテレビドラマで見るような華やかなイメージを抱くかも知れませんが，医師や看護師などの医療従事者とは異なり，事務職員の業務は思いのほか地味なものと思われたかもしれません。実際，本文の中で何度も述べているように，事務職員以外は国家資格等を有している専門職種が多く，職種や職位によるヒエラルキーなどの問題もあって裏方的な日常業務が多いのも事実です。

　患者さんの多くは病院という場所を，病気を治してくれるところ，命を助けてくれるところと感謝の念で捉えているかと思います。また，患者さんと常に接している医療従事者も，患者さんからの「ありがとう」という言葉に日々救われることが多いのも事実です。しかし，患者さんと応対する受付業務などを外部業者に委託して事務室等に引きこもりがちな病院事務職員は，常日頃，患者さんとゆっくり話をする機会があまりありません。普段は「管理」することが仕事と言われ，患者さんからのクレームがあった時のみ現場に出るといった対応では，モチベーションが低下するのも仕方がありません。

　しかしながら，最近は，病院内において「チーム医療」の実践が一般化してきました。私が医師になった34年前の頃は，病棟には医師と看護師しかいなかったように思います。そのため，医師は時としてポータブル・レントゲン撮影を行い，血液検査機器を操作するなどしていました。また，看護師は各部署で薬剤管理業務を担いつつ，物品請求伝票を記載するといったことが日常茶飯事でした。現在，ごく一般的な病院でも，薬剤師，管理栄養士，リハビリセラピスト，MSWなどが病棟内をラウンドしながら，医師や看護師と協働して診療・ケア等を行う「〇〇チーム」が臨床現場で活動しています。実際，医療安全対策チーム，感染対策チーム，褥瘡対策チーム，栄養サポートチーム，緩和ケアチームなど，多職種が参画する協働チームが院内には数多く存在します。そのような現況下，病院事務職員がその種のチームにいかに関与するか，どんなサポートが可能なのか考えて行動できれば，臨床現場がより身近なものと感じられるはずです。私は仕事柄，全国の医療機関をよく訪問しますが，「感染対策チーム」などに専従配置された病院事務職員が，院内外の関連情報の収集や各種文書作成，重要事項等の周知，その他の連絡調整などを一手に引き受け，医師・看護師ほかの医療従事者から感謝されている姿を目にすることが少なくありません。ま

最後に

た，そのような環境にあるチームメンバーからは，「事務職員もチームメンバーの一員だ」とか「彼・彼女（事務職員）が居ないと困るので異動させないでくれ」といった会話をよく聞きます。皆さんが病院事務職員としてこれから働くにあたり，専門資格などは有していなくても，社会人としての常識および良識をもち多職種と協働できるコミュニケーション能力さえあれば，チーム医療の一員として医療従事者から必ず認められます。そして，その種の「チームの質」が向上すれば，患者さんからの感謝の声へとつながり，最終的には病院のブランド力を高めることになることを是非とも理解してください。

とはいえ，一般的には，事務職員が病院という職場に慣れるには相当の時間（期間）を必要とします。公的病院などでは，職場に慣れてきた頃に異動が命じられることは珍しくありません。医療従事者側からみても，2～3年単位でコロコロ替わる事務職員と密な関係を構築するのは容易でありません。そのようなこともあって，医療従事者と事務職員の間には一定の距離感が生じるのかも知れません。いずれにせよ，病院事務職員として初めて働こうとする新人や転職組，そして何よりも，これから医療機関で働くことを夢見る学生の方々には，短期的な印象や目の前の職場環境のみで評価せず，病院全体を見まわしてこの職場環境の素晴らしさを感じて欲しいと思います。

本書では，病院という職場がどんなところであるのか，事務職員の視点で病院全体を見まわすようなイメージのもと執筆を試みました。著者が医師であることから，医療安全や感染対策にやや重みが置かれた内容になっているかも知れませんが，医療の本質は常に「安全」であり「質」であることを強調したつもりです。事務職員以外の医療従事者も，多くが専門資格を有しているとはいえ，個人的には一人の人間（社会人）に過ぎません。確かに，医師の中にはワガママな輩も少なくありませんが，長く付き合えば，医師独特の価値観や使命感をもって働いていることに気づくかと思います。また，専門職種の多くは自身のキャリアパスを意識したスキルアップに励みがちですが，それと同時に病院という職場では，組織人としての成熟が求められているのも事実です。そのような面でも，病院事務職員として当初戸惑うことは多々あるでしょうが，本書をご一読いただき病院という職場の魅力を感じていただければ望外の喜びです。

最後になりますが，本書執筆の機会を与えていただいた洋學社の吉田收一氏に改めて感謝の意を表します。吉田氏には，前著「医師事務作業補助者のための32時間教本～くりかえし読んでほしい解説書～」に引き続き，私の執筆意図や病院事務職員に対する熱い想いを理解していただき，このようなニッチ領域？での著書を世に出すお手伝いをしていただきました。また，本書の作成過程においては，社内の多くの皆さま

にお手数をかけたものと思います。私のわがままな校正作業等にも親切にご対応いただけたこと，重ねて御礼申し上げます。

医療事務概論 ―病院で働く人のみちしるべ―

2018年4月30日　初版第1刷発行

著　者	————	小林　利彦
発行者	————	吉田　收一
印刷所	————	株式会社シナノパブリッシングプレス
発行所	————	株式会社洋學社

〒658-0032
神戸市東灘区向洋町中6丁目9番地
神戸ファッションマート5階 NE-10
TEL 078-857-2326
FAX 078-857-2327
URL http://www.yougakusha.co.jp

Printed in japan　　　©KOBAYASHI toshihiko, 2018

ISBN978-4-908296-10-9

・本書の複製権・翻訳権・上映権・譲渡権・公衆送信権（送信可能化権を含む）は株式会社洋學社が保有します．
・JCOPY ＜(社)出版者著作権管理機構　委託出版物＞
本書の無断複製は著作権法上での例外を除き禁じられています．複製される場合には，その都度事前に(社)出版者著作出版権管理機構(電話 03-3513-6969, FAX 03-3513-6979, e-mail:info@jcopy.or.jp)の許諾を得て下さい．